歯科衛生士臨床のための

Quint Study Club

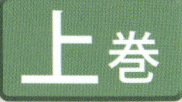
アシスタントワーク編❸

これでバッチリ！
インプラント治療の アシスタントワーク

術前準備＆外科基本アシスタントワーク編

上巻　中山かおり・馬場　精・石川知弘

クインテッセンス出版株式会社　2010

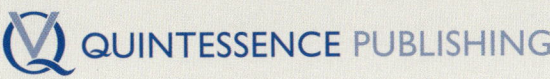

Berlin | Chicago | Tokyo
Barcelona | London | Milan | Mexico City | Moscow | Paris | Prague | Seoul | Warsaw
Beijing | Istanbul | Sao Paulo | Zagreb

Implant Therapy
インプラント治療の流れ
（GBR と軟組織のマネジメントが必要な場合）

一次手術日までに行うこと

1. **口腔内の資料採取**
    - 各種エックス線写真撮影
    - 印象採得（スタディモデル）
    - 写真撮影（口腔内・顔貌）

    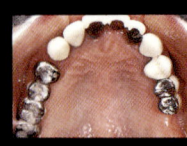
    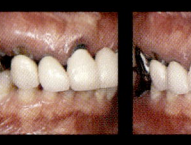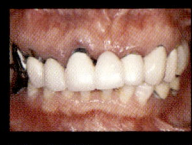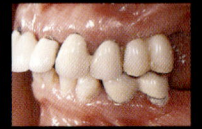
    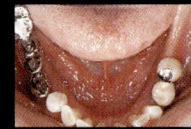

2. **患者さんへの口腔内の状況説明**
    - 正常な組織の説明
    - 患者さんの病態と原因の説明
    - TBI

3. **治療計画の立案と説明**
    - 治療計画の立案
    - 治療計画の説明
    - 治療同意書の締結

    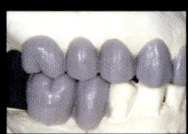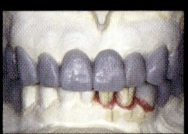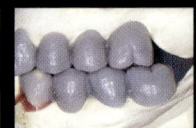

4. **初期治療**
    - TBI
    - スケーリング・ルートプレーニング
    - う蝕治療
    - 不適合補綴物の除去
    - プロビジョナルレストレーション装着
    - 根管治療

    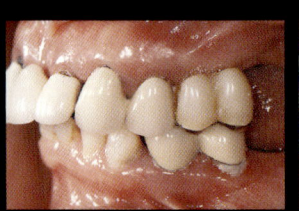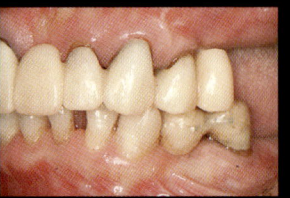

一次手術・二次手術共通　手術前に行う準備事項

1．器具の準備
　　　　　清潔域の確保
　　　　　各種器具の準備

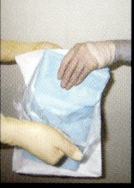 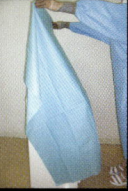 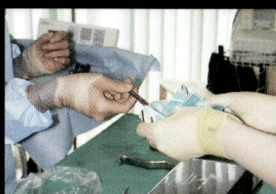

2．口腔内の清掃
　　　　　体調の確認
　　　　　歯肉縁上・縁下の清掃
　　　　　う蝕の存在の再確認

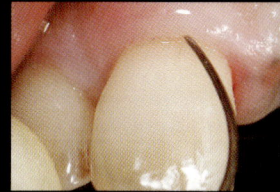

3．麻酔
　　　　　表面麻酔
　　　　　浸潤麻酔

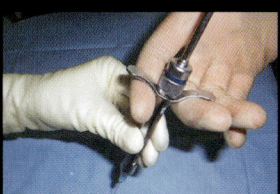 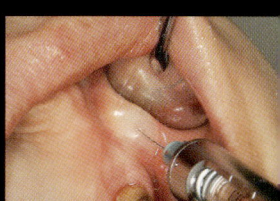

4．患者さんのドレーピング
　　　　　口腔内外の消毒
　　　　　ドレーピング

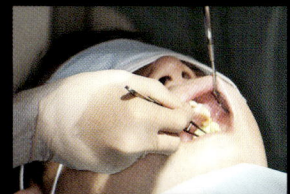 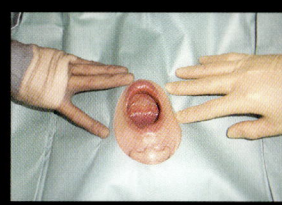

一次手術の流れ

1．切開

DH 切開線周囲の粘膜にテンションをかける
切開線をなぞるような血液の吸引

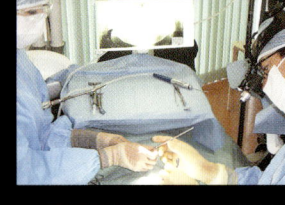

2．フラップの剥離

フラップの剥離
切開の追加

DH 剥離子でフラップの排除
血液の吸引による視野の確保

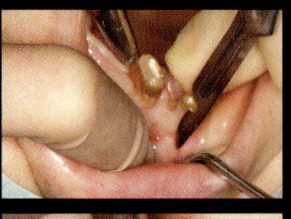

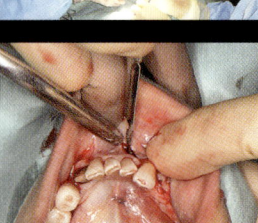

3．掻爬・骨整形

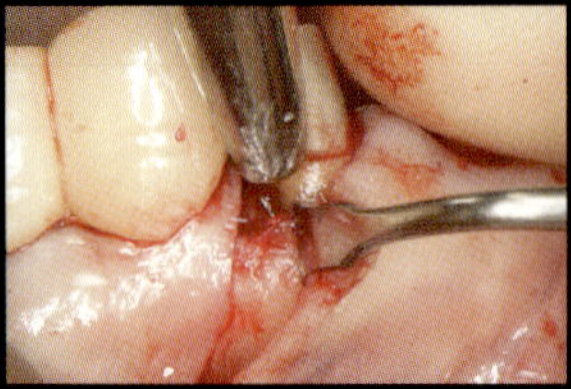

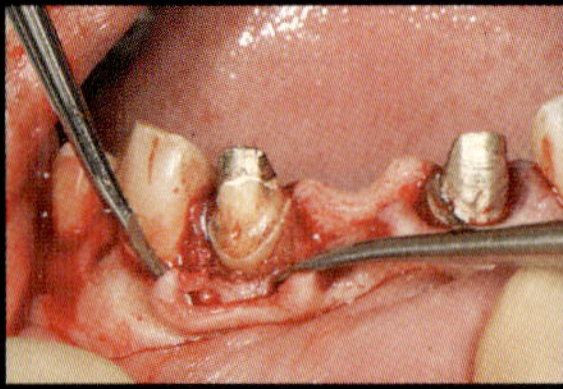

歯槽骨面上の軟組織の除去
残存歯周囲のデブライドメント
骨整形

DH 水洗と吸引

4．減張切開

DH フォーセップスでフラップを把持する
指を使ってテンションをかける
血液の吸引による視野の確保

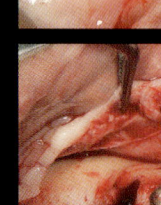

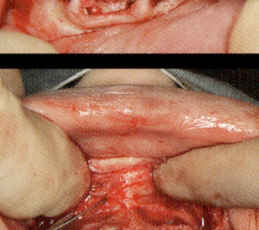

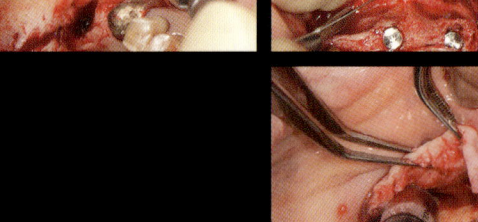

5．血液の採取

DH ディスポーザブルシリンジにて血液採取

6．自家骨採取

DH 唾液の排除
顎の固定
採取された骨の受け取りと管理

7．骨移植材の調整

DH 骨移植材の準備
指示にしたがい、骨移植材の混和

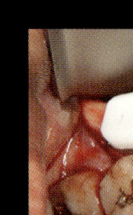

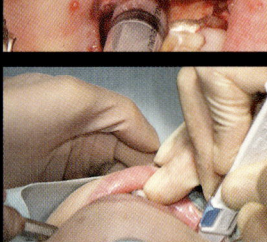

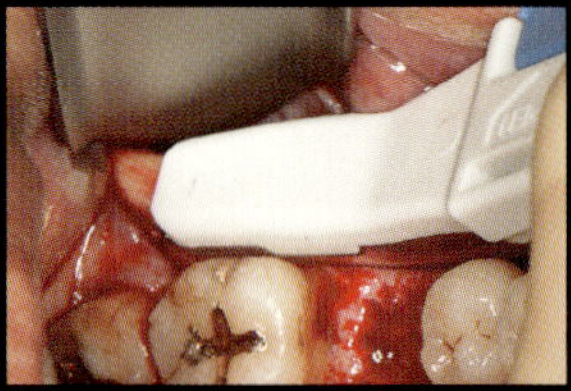

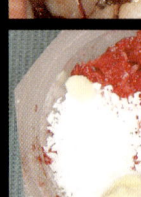

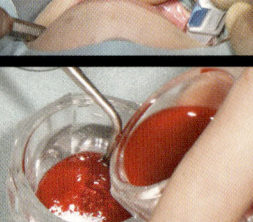

8. インプラント埋入窩の形成
　　　　ドリリング
　　🟦DH　頬粘膜・フラップの排除
　　　　　血液の吸引

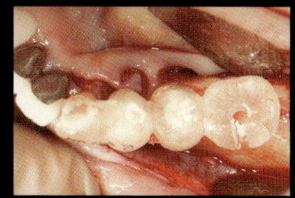 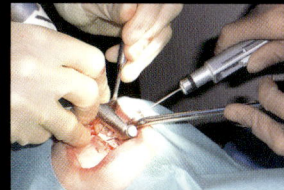

9. デコルチケーション
　　　　皮質骨へのパーフォレーション
　　🟦DH　フラップの排除
　　　　　注水
　　　　　血液の吸引

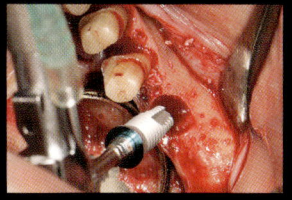 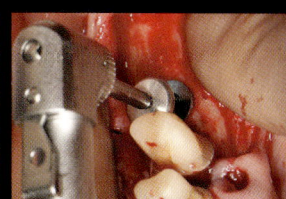

10. インプラント埋入
　　　　インプラントの埋入
　　　　マウントの除去
　　　　カバースクリューのセット
　　🟦DH　フラップの排除
　　　　　頬粘膜・舌の排除

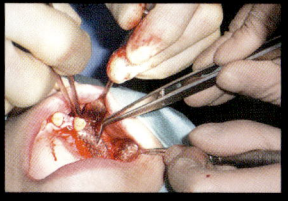 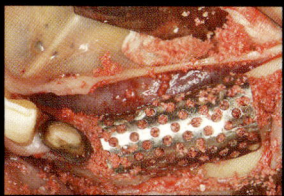

11. GBR
　　　　骨移植材の填入と整形
　　　　チタンメッシュの設置
　　　　メンブレンの設置
　　🟦DH　フラップの排除
　　　　　チタンメッシュ・メンブレンの位置づけ
　　　　　の補助

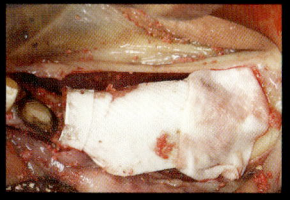 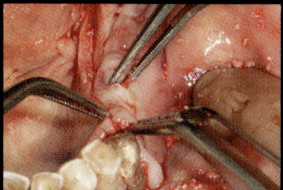

12. 減張切開の確認
　　🟦DH　歯科医師と協力してフラップが閉じれる
　　　　　か確認

13. 縫合
　　🟦DH　頬粘膜・舌の排除
　　　　　粘膜にテンションをかける

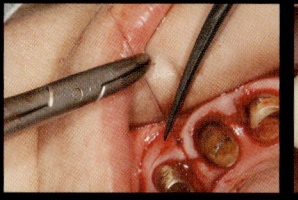 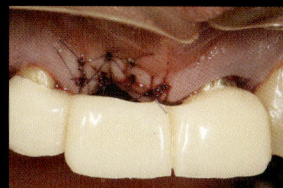

14. 資料採取と術後の体調確認
　　　　エックス線写真撮影と確認
　　　　口腔内写真撮影
　　　　体調の確認

15. プロビジョナルレストレーションの修正

16. 手術内容、注意点の説明
　　　　資料を用いて手術内容の説明
　　　　暫間修復物についての説明
　　　　麻酔の奏功持続時間についての説明
　　　　予想される腫脹や内出血斑についての説明
　　　　再出血の可能性とその対処法（圧迫止血）
　　　　についての説明
　　　　ブラッシング禁止部位の説明
　　　　処方薬についての説明
　　　　食事についての説明
　　　　日常生活の制限事項についての説明
　　　　今後のスケジュールについての説明

二次手術の流れ

1. 埋入部位の確認

DH
一次手術時の口腔内写真の準備
二時手術を行う部位のデンタルエックス
線写真の準備
ステントの準備

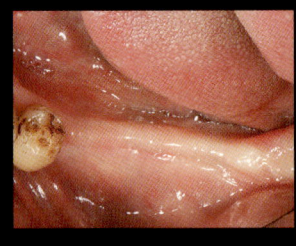 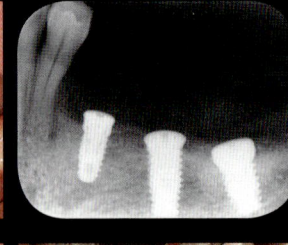

2. 切開・剥離

全層弁／部分層弁での切開・剥離

DH
フラップ・舌・頬粘膜の排除
血液の吸引

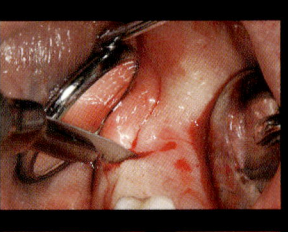 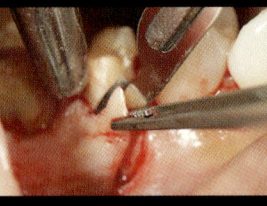

3. メンブレン／チタンメッシュなどの除去

DH
フラップ・舌・頬粘膜の排除
血液の吸引

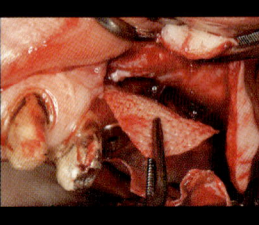 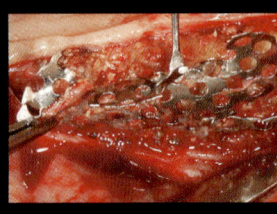

4. カバースクリューの撤去

カバースクリューの露出
カバースクリューの撤去

DH
フラップ・舌・頬粘膜の排除
血液の吸引
カバースクリューの落下防止

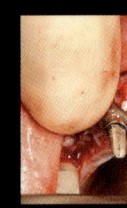 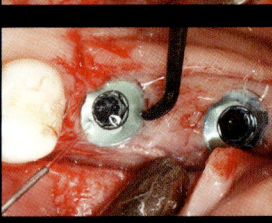

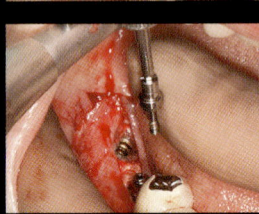 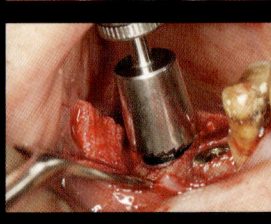

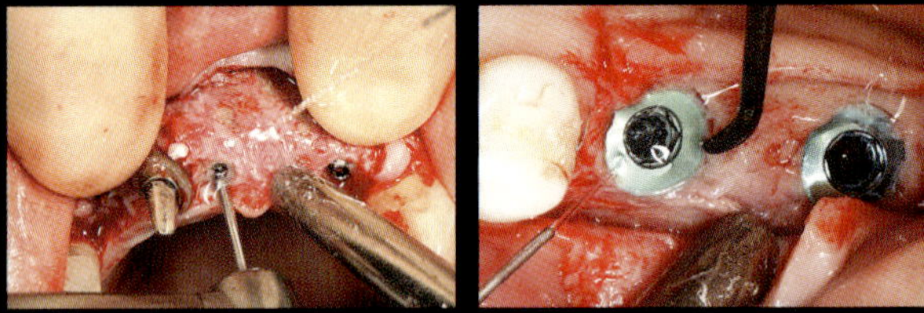

5. テンポラリーヒーリングアバットメントの装着

ガイドピンの装着
ボーンプロファイラーによる骨の削合
シーティングサーフェイス上の軟組織除去
THA 装着と浮き上がりの有無の確認

DH
フラップの排除
十分な水洗と吸引
THA の落下防止

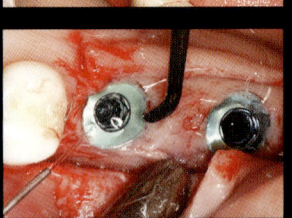 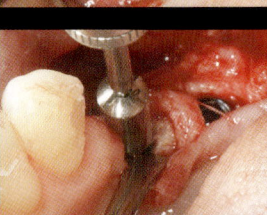

．軟組織のマネジメント

　　　　　パンチアウト
　　　　　ロール法（有茎弁）
　　　　　歯肉弁側方移動術
　　　　　遊離歯肉移植術
　　　　　結合組織移植術
　　　　　サージカルパック装着

　　DH　フラップ・舌・頬粘膜の排除
　　　　　血液の吸引
　　　　　移植片採取・縫合の補助
　　　　　サージカルパック装着の補助

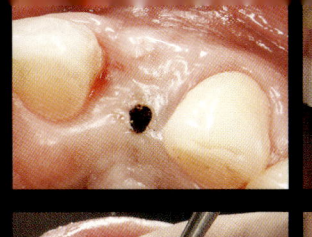
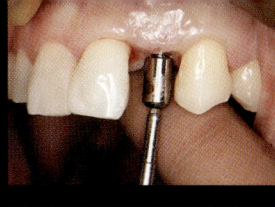
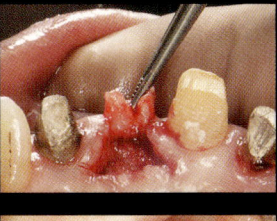
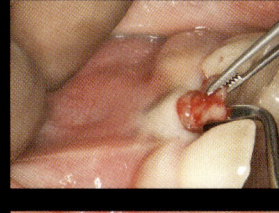

．資料採取と術後の体調管理

　　　　　エックス線写真撮影と確認
　　　　　口腔内写真撮影
　　　　　体調の確認

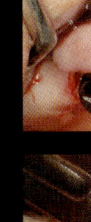
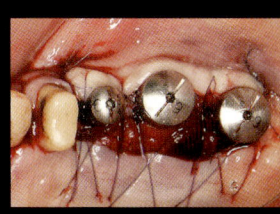

．プロビジョナルレストレーションの装着

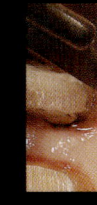
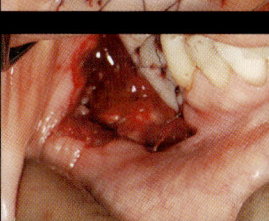

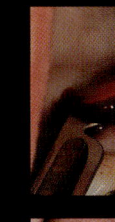
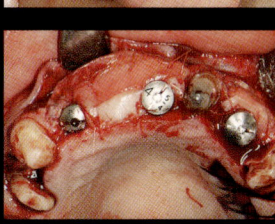

．手術内容、注意点の説明

　　　　　資料を用いて手術内容の説明（受容側／
　　　　　供給側）
　　　　　暫間修復物についての説明
　　　　　サージカルパックについての説明
　　　　　麻酔の奏功持続時間についての説明
　　　　　予想される腫脹や内出血斑についての説明
　　　　　再出血の可能性とその対処法（圧迫止血）
　　　　　についての説明
　　　　　ブラッシング禁止部位の説明
　　　　　処方薬についての説明
　　　　　食事についての説明
　　　　　日常生活の制限事項についての説明
　　　　　今後のスケジュールについての説明

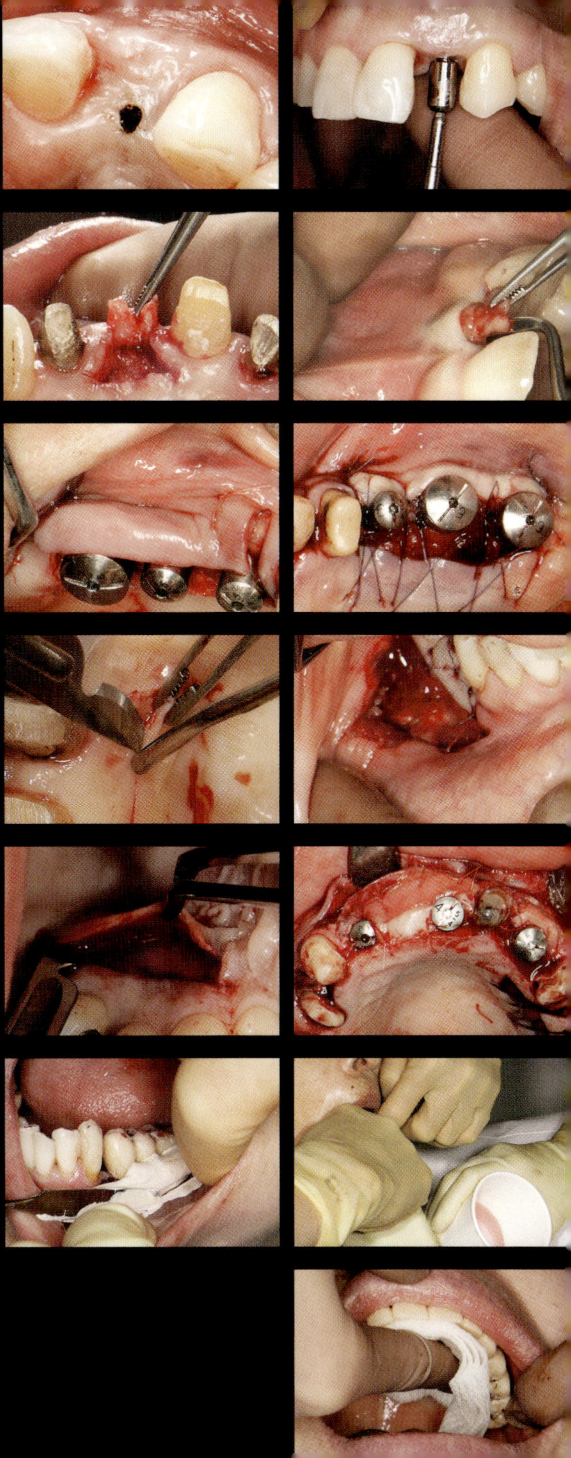

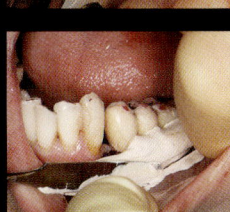
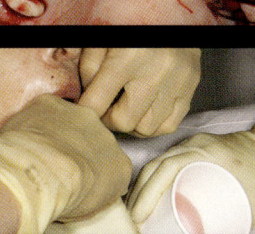

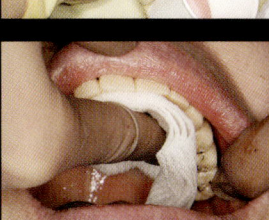

治療後から最終補綴物装着までの流れ

1．治癒状態に合わせたケアの実施

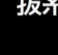

DH　消毒液による施術部位の清拭・洗浄

2．抜糸

部分抜糸もしくは全抜糸

DH　プラークの除去
治癒状態に合わせて洗口もしくはブラッシングの指示

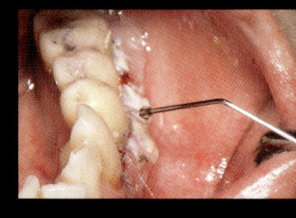

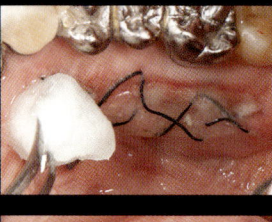

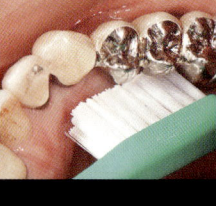

3．最終プロビジョナルレストレーションの装着

DH　清掃性の確認
ラボへの情報提供

4．最終補綴物の装着

DH　セメントの除去

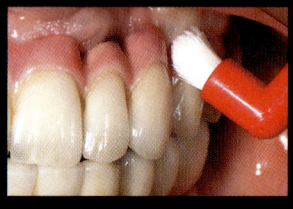

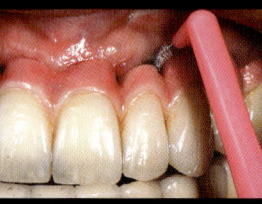

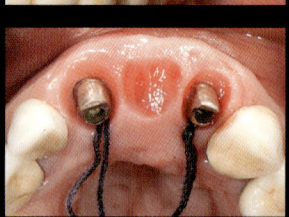

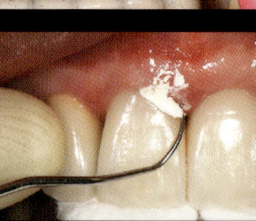

はじめに

　近年、インプラント治療について患者さんの認知と期待が高まり、より多くの患者さんがその恩恵を享受できるようになりました。歯を失い、義歯の装着を余儀なくされた患者さんに、第三の歯を提供し、自信をもって生活できるようにサポートできることは、歯科治療に携わる者にとって、とてもやりがいのあることだと感じています。

　しかし、インプラント治療は必ず外科手術を伴います。また、審美的・機能的に大きく崩壊した口腔内を再建するためには、さらに複雑な外科手術も不可欠となり、治療期間もけっして短くありません。治療を行う側も受ける側も、「お互いに協力してゴールを目指す」という意識が必要でしょう。そのなかで歯科衛生士は、初診から治療方法の選択、外科、補綴処置、メインテナンスにいたる各治療の段階で、とても重要な役割を果たしていると思います。特に外科処置は歯科医療従事者にとっては日常的であっても、患者さんにとっては一大事であり、どの患者さんも「できるだけ楽に、早く終わってほしい」と望まれるものです。

　そこで本書では、インプラント治療で特に重要な段階であるインプラント外科手術のアシスタントワークについて解説しています。院長である石川知弘先生と筆者が日々の臨床で培ったノウハウに基づき、読者の皆さんができるだけ活用しやすいように、術式ごとに必要な情報が得られるように編集しました。

　筆者は、アシスタントワークは単に血液や唾液の吸引をするだけではなく、「手術に参加している」という意識が必要だと考えています。特に筆者の勤務している石川歯科のような一般歯科診療所では、病院の口腔外科での手術のように術者・第一助手・第二助手で手術を進めるわけではなく、術者である歯科医師とアシスタントを行う歯科衛生士の２人で手術を進めることから、歯科衛生士は「いかに手術を効率よく進め、患者さんの負担を減らすか」という重要な役割を担っています。そのためには、手術の目的や術式を理解して、手術のステップ毎にどのようにアシストすれば歯科医師が手術を進めやすいかを学び、その手技を実践することが必要不可欠でしょう。

　とはいえ筆者もまだまだ未熟であり、勉強の毎日です。本書を読んでくださる歯科衛生士の皆さんとともに、成長していきたいと思っています。本書が、インプラント外科手術のアシスタントワークに悩まれている歯科衛生士の皆さんのお役に立てれば幸いです。

　最後に、筆者が歯科衛生士になってからの９年間を常に見守り導いてくださった石川知弘先生と、外科アシスタントワークを学ぶきっかけをくださった河野由佳さんに感謝いたします。

中山かおり

これでバッチリ！ インプラント治療のアシスタントワーク 上巻

術前準備＆外科基本アシスタントワーク編
もくじ

巻頭ページ　インプラント治療の流れ　2

第1部　インプラント手術日までの歯科衛生士ワーク～患者さんへの説明事項と口腔内環境整備～　17

患者さんに口腔内状況をしっかりと理解してもらおう　18

正常な口腔内の構造を理解してもらう　18
まず模型を使って、口腔内の基本構造を説明する　18
正常な組織のエックス線写真を使って、歯周組織を説明する　19

患者さん自身の口腔内状況を理解してもらう　19
患者さん自身の口腔内写真を使って、現在の状況を説明する　19
患者さん自身のエックス線写真を使って、現在の状況を説明する　20
「なぜこのような状態になってしまったのか」を説明する　21

インプラント治療を希望された患者さんへの説明事項　22

患者さんに治療内容の説明をする　22
ワックスアップを用いて「どのように修復・改善できるか」提案する　22
修復・改善目標に対しての、治療計画のバリエーションを説明する　23
どのような手術が必要になるのか、類似症例を示しながら具体的に説明する　23

外科処置に関する必須説明事項　24
外科処置について、何を説明しておく必要があるのか　24
必ず伝えなければならない腫脹・内出血斑の説明　24
術後に生じる一時的な審美的・機能的な障害についての説明　25

恐怖心を抱いている患者さんへの対応　25
いかに安全かをしっかり説明する　25
「それでもやはり怖い」とおっしゃる患者さんには静脈内鎮静法を勧める　25

インプラント手術前に行っておくべき口腔内の環境整備　26

インプラント手術が行える口腔内環境とは　26
初期治療として行う歯科衛生士によるケア　27
プラークコントロールの向上／清掃性の改善に向けての情報提供　27
炎症のコントロール　28

歯科衛生士も理解しておきたい術前治療　29
う蝕・感染根管・根尖病巣の治療　29
不適合補綴物をプロビジョナルレストレーションに変更する　29
あえてインプラント埋入手術時に行う治療もある　30

第2部　手術環境と器材の整備　31

清潔域・不潔域を理解する　32

正しい術衣・グローブの着用方法をマスターする　33

インプラント手術に臨む際の着衣　33
手指洗浄の流れと術衣の着用法　34
手術用滅菌グローブの装着方法　38
グローブ着用後の注意点　40
グローブの外しかた　41

インプラント手術が行える環境づくり　42

覆布の敷きかた　42
滅菌のできない機器・器具への対処　43
器具の配置のしかた　44
滅菌済みの器具の準備のしかた　44
筆者の歯科医院での器具・器材の配置例　45

インプラント手術に使用する器具　47

一次手術・二次手術ともに使用する器具　47
一次手術時に使用する器具　55
GBRなど再生治療を同時に行うときに使用する器具　56
二次手術時に使用する器具　58

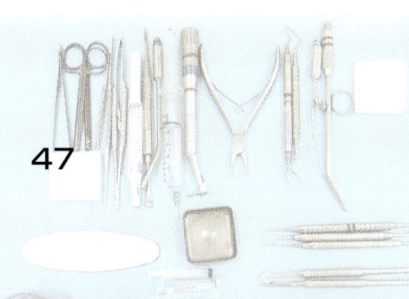

第3部 外科アシスタントワークの基本手技　63

インプラント手術中の患者さんへの配慮事項　64

手術中にはどんな配慮が必要となるか？　64
- 患者さんへの6つの基本的配慮　64
- バイタルサインの変化を見逃さない　65
- 口角炎の予防　66

外科アシスタントワークの基本手技①
器具の受け渡しかたの基本　67

器具の受け渡しのバリエーション　67
- 基本は Hand to Hand での受け渡し　67
- あらかじめ器具を位置づけておき、受け渡すこともある　69
- 器具の受け渡しの実際を見てみよう　70

外科アシスタントワークの基本手技②
歯科用注射器の取り扱いかた　72

- 注射器の取り扱いと受け渡しかた　72
- 使用後の注射器の受け取り・処理のしかた　73

外科アシスタントワークの基本手技③
視野の確保のしかた　75

外科アシスタントワークの基本手技④
術中の組織の取り扱いかた　76

- 過乾燥に注意する　76
- 硬組織の火傷に注意する　77
- 軟組織の挫滅／裂開に注意する　78

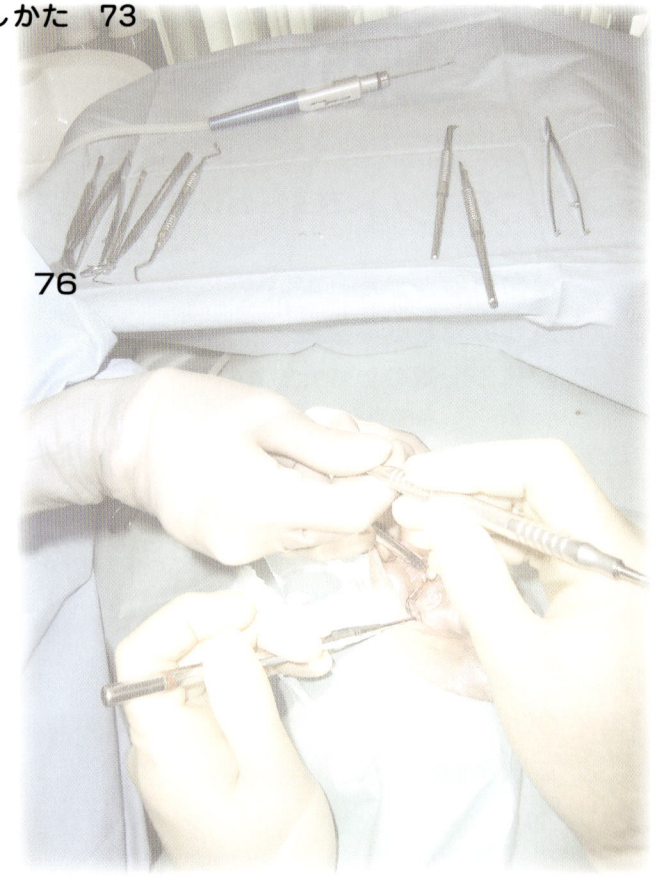

第4部　インプラント手術直前の歯科衛生士の役割　79

手術当日に行う患者さんへの確認事項と注意事項　80

　手術当日に行う確認事項　80
　術中の注意事項の説明　80

手術当日の口腔内清掃のポイント　81

術前の麻酔のアシスタントワーク　83

患者さんへ覆布のかけかた　85

　口腔内外の消毒　85
　患者さんへ覆布をかける　86

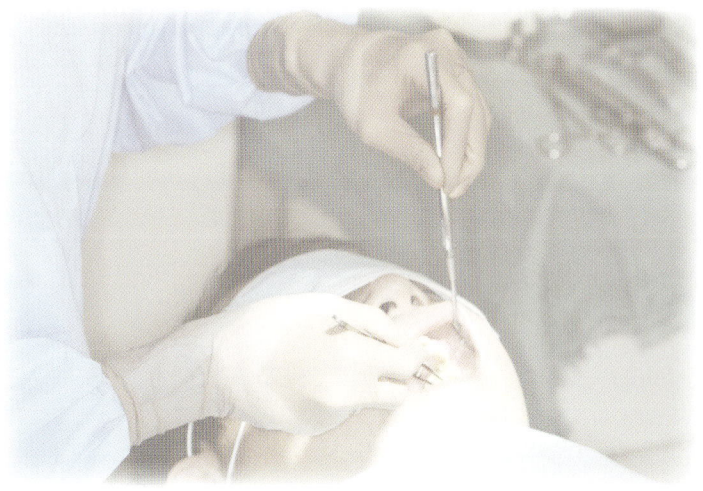

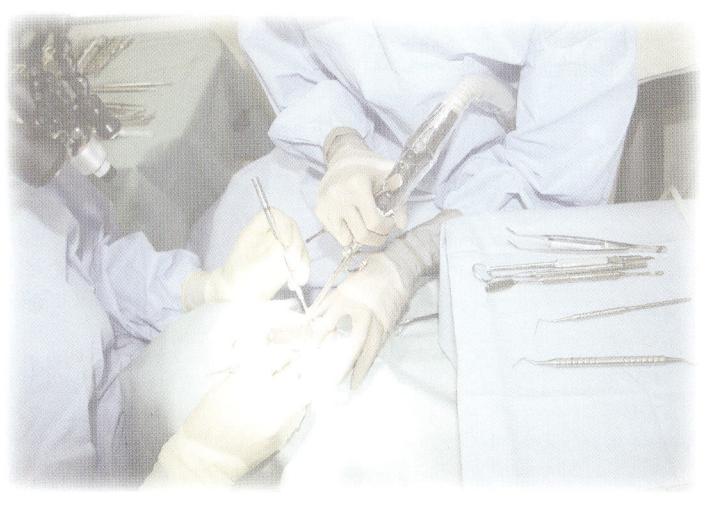

中巻・下巻　もくじ

中巻　一次手術のアシスタントワーク編

第1章　インプラント一次手術のアシスタントワークに必要な基礎知識　11
- 歯科衛生士も理解しておきたい危険回避のための解剖学　12
  - オトガイ孔の存在に注意する　12
  - その他の重要な解剖学的構造に注意する　13
- フラップの種類を理解する　15
- GBR（骨誘導再生法）を理解する　16
  - GBR（Guided Bone Regeneration）とは　16
  - GBRで用いる骨移植材　17
  - GBRで用いるメンブレン　17
  - GBRの臨床例　18

第2章　実録！インプラント一次手術のアシスタントワーク　19
- 本書で解説するGBRを伴うインプラント一次手術のステップ　20
- 手術を円滑に進めるためのメインテーブルの使用方法　21
- 切開のアシスタントワーク　22
  - 切開の準備　22
  - 縦切開のアシスタントワーク　25
  - 歯槽頂切開のアシスタントワーク　27
- 剥離のアシスタントワーク　29
  - 剥離の準備　30
  - 部位別　剥離のアシスタントワーク　30
- 掻爬・骨整形のアシスタントワーク　34
  - 骨面上の軟組織掻爬のアシスタントワーク　34
  - 残存歯周囲のデブライドメント　34
  - 骨整形のアシスタントワーク　36
- 減張切開のアシスタントワーク　37
  - 減張切開の目的　37
  - 減張切開に用いる器具　38
  - 減張切開のアシスタントワーク　38
- 血液採取のアシスタントワーク　43
- 自家骨採取のアシスタントワーク　44
  - 自家骨の採取場所を理解する　44
  - 自家骨採取のアシスタントワーク　46
- 骨移植材の調整のアシスタントワーク　51
- インプラント埋入窩形成のアシスタントワーク　52
  - 埋入窩形成の前準備　52
  - インプラント埋入窩形成のアシスタントワーク　54
- デコルチケーションのアシスタントワーク　57
- インプラント埋入のアシスタントワーク　58
  - インプラント埋入の前準備　58
  - インプラント埋入のアシスタントワーク　59
- GBRのアシスタントワーク①　ボーングラフトのアシスタントワーク　64
  - 前準備（フラップおよび唾液の排除）　64
  - 骨移植材の取り扱いとアシスタントワーク　65
- GBRのアシスタントワーク②　チタンメッシュ設置のアシスタントワーク　66
  - チタンメッシュを設置する必要のある症例とは　66
  - チタンメッシュ設置の前準備　66
  - チタンメッシュ設置のアシスタントワーク　67
- GBRのアシスタントワーク③　メンブレン設置のアシスタントワーク　69
  - メンブレン設置の前準備　69
  - メンブレン設置のアシスタントワーク　69
- GBRのアシスタントワーク④　減張量の確認のアシスタントワーク　72
- 縫合のアシスタントワーク　74
  - 縫合方法を理解する　74
  - 持針器・縫合糸の取り扱いかた　76
  - 縫合時の患者さんの頭位、開口量の調整　78
  - 縫合時の口唇・頬・舌排除のポイント　79
  - 全部位共通　機械結びのアシスタントワーク　80
  - 切開部位別　縫合のアシスタントワーク　85
- インプラント一次手術直後に行う歯科衛生士ワーク　93
  - 疼痛・出血の有無の確認　93
  - 術直後の資料採取　93
  - プロビジョナルレストレーションや義歯の調整　94
  - 手術内容と手術後の注意事項の説明　95

第3部　インプラント一次手術後の管理　99
- インプラント一次手術後の治癒過程　100
  - 術部の治癒はどのようにして起こるのか？　100
  - 実際の部位で見てみよう！　創傷治癒　101
  - 治癒の流れ　101
- 術後経過別　術部のケアと指導項目　103
  - ケアの流れ　103
  - 手術当日のケア項目　104
  - 手術翌日のケア項目　105
  - 術後1週〜10日目のケア項目　107
  - 術後2週目のケア項目　109
  - 術後3週目のケア項目　110
- もし創部が裂開してしまったら……メンブレンが露出した場合の対処法　112

下巻　二次手術のアシスタントワーク編

第1章　インプラント二次手術の流れとヒーリングアバットメント装着までのアシスタントワーク　9
- インプラント二次手術のステップ　10
- インプラント埋入部位の確認のアシスタントワーク　11
- 切開・剥離（フラップの形成）のアシスタントワーク　12
  - 二次手術に採用されるフラップの形成法　12
  - 部分層弁による切開・剥離のアシスタントワーク　13
- メンブレン・チタンメッシュ除去のアシスタントワーク　16
  - メンブレン・チタンメッシュ除去に使用する器具　16
  - 吸収性メンブレン除去のアシスタントワーク　17

チタンメッシュ除去のアシスタントワーク　17
カバースクリュー撤去のアシスタントワーク　20
　カバースクリュー上の硬・軟組織の除去　21
　カバースクリューの落下に注意する　23
テンポラリーヒーリングアバットメント装着のアシスタントワーク　24
　THA 装着前に行う周囲のマネジメント　24
　ボーンプロファイラー使用時のアシスタントワーク　25
　THA 装着のアシスタントワーク　26

第2部　インプラント二次手術時に行う軟組織マネジメントのアシスタントワーク　29

二次手術時にインプラント周囲の軟組織をマネジメントする必要性　30
　なぜ軟組織のマネジメントが必要になるのか？　30
　軟組織マネジメントの種類　31
【軟組織採取を必要としない軟組織のマネジメント】パンチアウトのアシスタントワーク　32
　パンチアウト（歯肉切除）とは　32
　パンチアウトの術式　33
　パンチアウトのアシスタントワークの実際　33
【軟組織採取を必要としない軟組織のマネジメント】ロール法（有茎弁）のアシスタントワーク　36
　ロール法（有茎弁）とは　36
　ロール法（有茎弁）の術式　37
　ロール法（有茎弁）のアシスタントワークの実際　37
【軟組織採取を必要としない軟組織のマネジメント】歯肉弁側方移動術のアシスタントワーク　40
　歯肉弁側方移動術とは　40
　歯肉弁側方移動術の術式　41
　歯肉弁側方移動術時のアシスタントワークの実際　41
【軟組織採取を必要とする軟組織のマネジメント】FGG ＆ CTG 共通 移植片採取の基礎知識　43
　軟組織移植片の採取場所　43
　FGG&CTG 共通 移植片採取に使用する器具　44
　移植片採取前の口腔内環境整備　45

【軟組織採取を必要とする軟組織のマネジメント】遊離歯肉移植術（FGG）のアシスタントワーク　46
　遊離歯肉移植術（FGG）とは　46
　遊離歯肉移植術の術式　47
　遊離歯肉移植術のアシスタントワークの実際　47
【軟組織採取を必要とする軟組織のマネジメント】結合組織移植術（CTG）のアシスタントワーク　53
　結合組織移植術（CTG）とは　53
　結合組織移植術の術式　54
　結合組織移植術のアシスタントワークの実際　54
サージカルパック装着のアシスタントワーク　61
　サージカルパックの準備　61
　サージカルパック装着のアシスタントワーク　61
二次手術直後の確認事項　64
二次手術後の注意事項の説明　65

第3部　インプラント二次手術後の管理　67

軟組織のマネジメント別　術後のケアと指導項目　68
　術後経過と術部の清掃スケジュールプラン例　68
　ロール法（有茎弁）後の治癒過程とケア方法　70
　歯肉弁側方移動術後の治癒過程とケア方法　70
　遊離歯肉移植術後の治癒過程とケア方法　72
　結合組織移植術後の治癒過程とケア方法　75

第4部　上部構造装着時の歯科衛生士ワーク　79

上部構造の清掃性の確認　80
上部構造装着時のアシスタントワーク　82
　内冠スクリューの締めつけ　82
　外冠装着時のセメント除去の重要性　83

1

インプラント手術日までの歯科衛生士ワーク
患者さんへの説明事項と口腔内環境整備

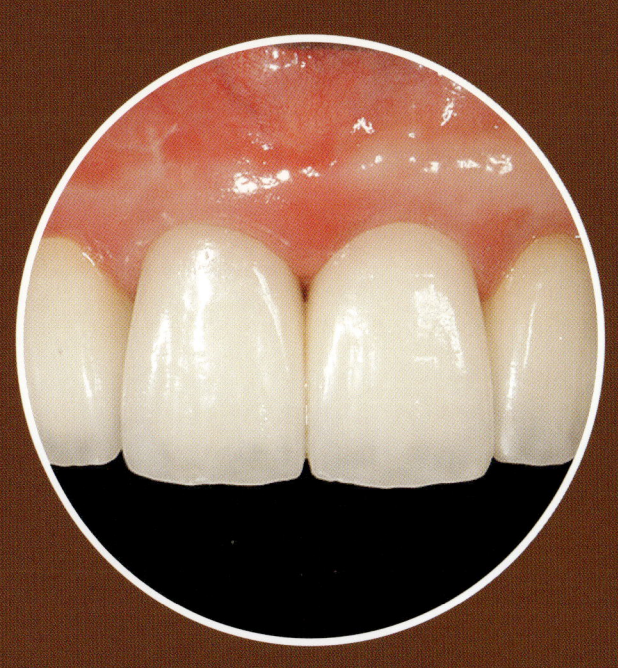

患者さんに口腔内状況をしっかりと理解してもらおう

　インプラント治療に限らず、どんな治療を行うにしても、患者さんの恐怖心を取り除く必要があります。特に外科処置を伴う場合では、なおさらでしょう。そのためには、現在の口腔内の状況をきちんと理解していただき、外科処置により口腔内をどのように審美的・機能的に回復できるのかを説明する必要があります。

　筆者の歯科医院では、口腔内の資料採取として、初診時にパノラマおよびデンタルエックス線写真の撮影、口腔内・顔貌の写真、スタディモデルの印象採得を行います。それらをもとに患者さんに口腔内の状態を説明し、理解いただいたうえで、今後の治療方針を決めていきます。

　ここでは、患者さんに説明すべきポイントを整理します。

正常な口腔内の構造を理解してもらう

まず模型を使って、口腔内の基本構造を説明する

　私たち歯科医療従事者にとってあたり前のことでも、患者さんにとっては初めて聞く内容のことも多々あります。たとえば、歯が骨の中に埋まっていることさえ、多くの患者さんは知りません。

　患者さんの口腔内状況を説明する前に、まず口腔内の構造、正常な組織とはどのようなものかを、理解してもらうことが大切です。

　これは、後に患者さんに説明する患者さん自身の口腔内状況や、歯周病、う蝕について理解していただくために必要な知識なので、欠かさず説明するようにしましょう。

● まずは模型を利用して、歯・歯肉・骨の3要素をまず説明する

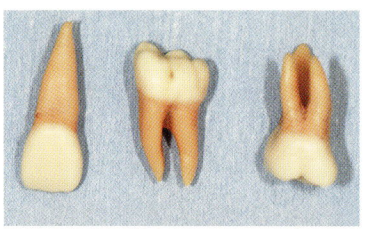

【歯の構造の説明ポイント】
・歯冠と歯根からできていること。
・前歯と臼歯では形態や歯根の本数が違うこと。
・臼歯部には多根歯があること（根分岐部病変の説明がスムーズになる）。

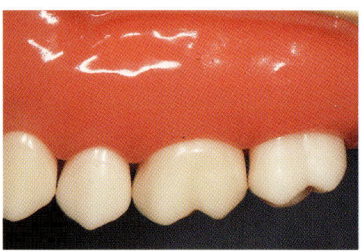
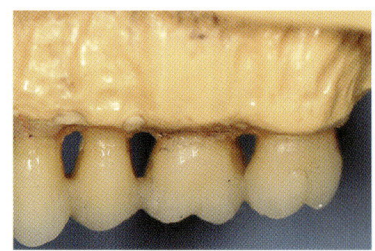

【歯・歯肉・骨の関係の説明ポイント】
・歯肉の下には骨があり、歯根が骨の中に埋まっていること。
→「歯茎の中に歯は埋まっている」と思われている患者さんが多い。

正常な組織のエックス線写真を使って、歯周組織を説明する

模型による説明をした後、エックス線写真にて正常な歯周組織の状態を説明します。

後に行う患者さんの口腔内状況の説明に活かせるよう、「色の濃淡によって骨の状態を読影できること」など、エックス線写真の見かたを患者さんに伝えます。

（参考：酒井美佳，石川知弘．チャレンジ！エックス線写真からどこまでイメージできますか？　歯科衛生士　2010；4〜6月号．）

● 正常な歯周組織の説明は、全顎が見渡せるパノラマエックス線写真が便利

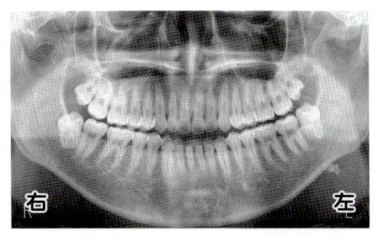
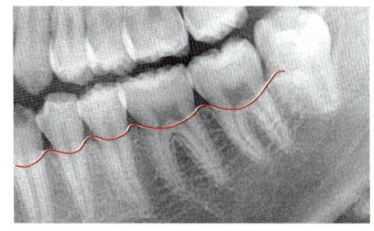

【エックス線写真での正常な歯周組織の説明ポイント】
・エックス線写真の見かた（左右、透過・不透過の違いなど）の説明。
・模型で説明したことが、エックス線写真ではどのように見えるか。
・歯槽骨のラインの見かた。
　→ラインを引いた資料など、あらかじめパワーポイントなどで準備しておくとよいでしょう。

患者さん自身の口腔内状況を理解してもらう

患者さん自身の口腔内写真を使って、現在の状況を説明する

模型などで口腔内の基本構造を説明した後に、患者さん自身の現在の口腔内の状況を理解してもらうため、問題点を患者さんと一緒に確認していきます。

・審美性（スマイルライン、咬合平面など）
・咬合、咬合高径、顎関節の状態（開口量やまっすぐ開閉できるかどうか、クリック音の有無などの確認）
・プラークコントロールの状態
・補綴物の状態
・バイオタイプ
・歯肉の炎症、退縮、歯の動揺度
・歯周組織の状態
・骨欠損の有無
・歯質の状態（う蝕、くさび状欠損の有無）
・無歯顎歯槽堤の吸収状態

などを説明します。

● 口腔内写真で、現在の状況を説明する

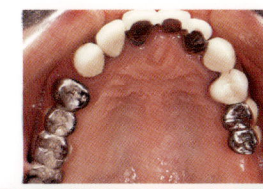
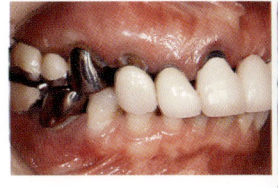
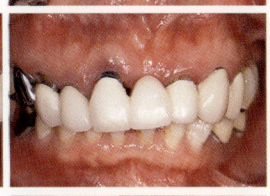
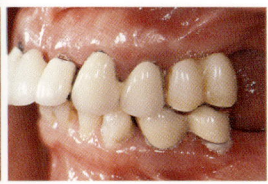
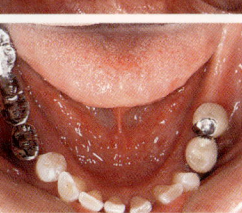

この口腔内写真から、患者さんに、何をどのように説明したらよいか、考えてみましょう。

患者さん自身のエックス線写真を使って、現在の状況を説明する

　エックス線写真にて患者さんの口腔内状況を説明する際は、必ず正常像と比較しながら説明するようにします。

　また、骨吸収の状態を説明する際には、ただ「骨が吸収しています」と伝えるよりも、必ず実例を挙げ、エックス線写真と実際の手術時の骨欠損の状態の写真を対比して示すことが大切です。

　そうすることにより、患者さんが実際に自分の骨がどのように吸収しているか、理解しやすくなります。

● エックス線写真では、疾患の状態、解剖学的な問題について説明する

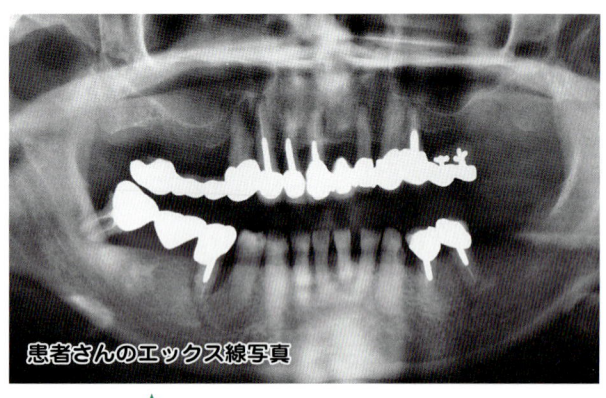
患者さんのエックス線写真

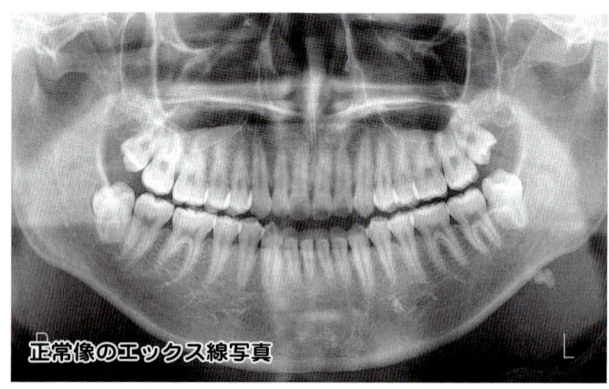
正常像のエックス線写真

患者さん自身が、正常像とどこが違うのかを理解することが大切です。

【欠損部の説明ポイント】
・歯槽骨の吸収程度……残存歯との骨レベルの差
・歯槽骨の高さ……下歯槽管、上顎洞までの距離
・骨質……他の部位との透過性の差

残存歯の問題について

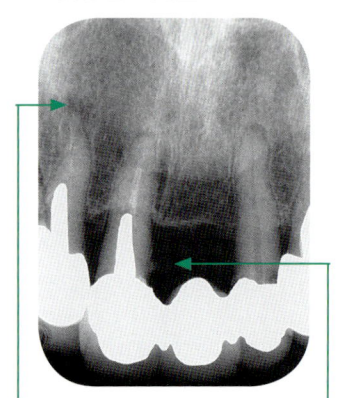

根尖病巣の有無
縁下歯石の有無

【残存歯の説明ポイント】
・う蝕の有無
・根尖病巣の有無
・歯根破折の有無
・歯肉縁下歯石の有無
・歯槽骨の吸収程度
・不適合補綴物の有無

欠損部の問題について

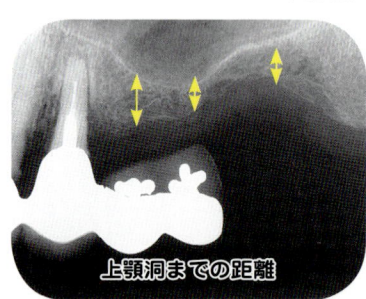
上顎洞までの距離

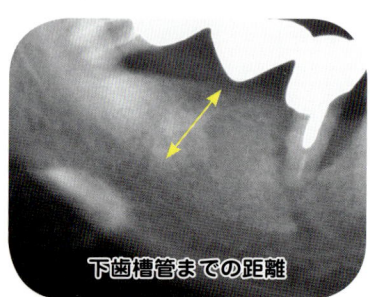
下歯槽管までの距離

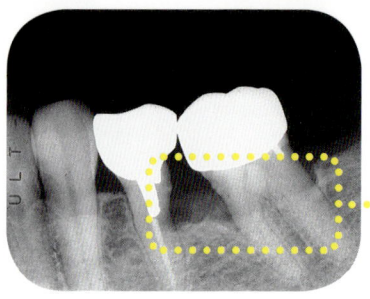

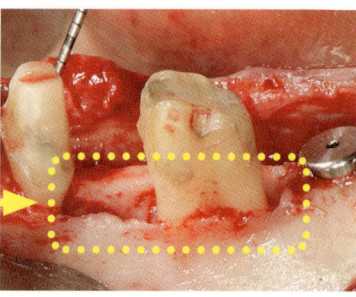

患者さんに骨の欠損状況をより深く理解してもらうためには、「クレーター状の骨欠損があります」と説明するだけではなく、似た欠損状況の写真を見せて状況をイメージしてもらうほうがよいでしょう。

「なぜこのような状態になってしまったのか」を説明する

口腔内写真やエックス線写真を見せながら、患者さんがなぜこのような状態になってしまったのかを説明します。

口腔内で生じる大きな問題として歯周病とう蝕がまず挙げられますが、これらはともに細菌感染が主原因です。患者さんにはこの事実をしっかりと認識してもらう必要があります。

「今後どんなに最善な治療を行ったとしても、原因を取り除かなければ、同じことを繰り返してしまう」ということをしっかり患者さんに伝えることは、歯科衛生士が担う大きな仕事です。

筆者の歯科医院では、患者さんに実際に付着しているプラークを見ていただき、下に示したプラークコントロールのポイントを理解してもらうよう努めています。そして患者さん自身の口腔内への関心が高まるよう、積極的にTBIを行っています。

● どれがプラークか、どこに付着しているか、患者さん自身に確認してもらうことが大切

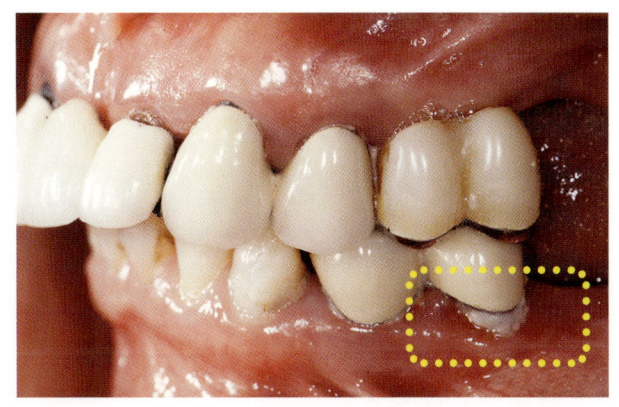 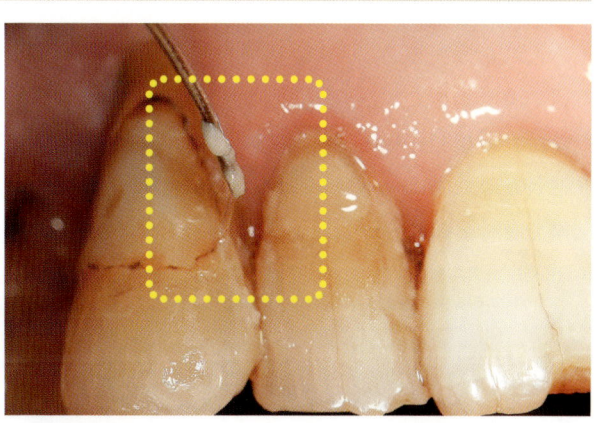

インプラントの埋入を計画している部位の隣在歯にプラークが付着しています。プラークが感染源となることを理解してもらい、セルフケアがしっかり行えるよう、TBIをする必要があります。

埋入予定部位でなくても、プラークの付着が認められる部位では、TBIを通じてプラークコントロールテクニックの向上を図ります。

● 患者さんに必ず理解してもらいたいプラークコントロールの4大ポイント

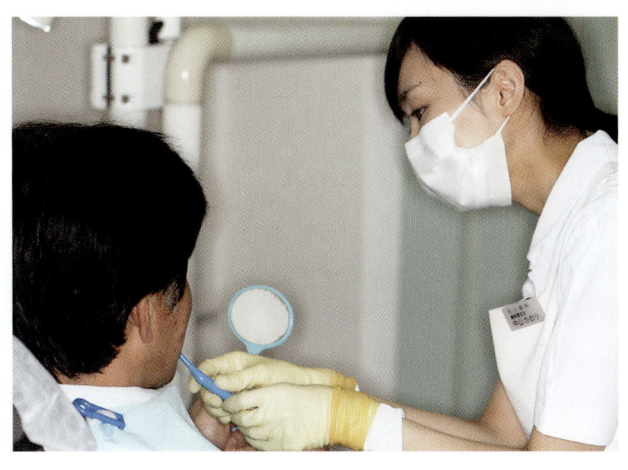

① プラークは食渣ではなく細菌であること。
② これらが原因で口腔内に問題が生じること。
③ 患者さんによるプラークコントロールと、歯科衛生士による歯肉縁上・縁下のプロフェッショナルクリーニングが重要であること。
④ 治療終了後もメンテナンスが重要になること。

インプラント治療を希望された患者さんへの説明事項

患者さんに治療内容の説明をする

　口腔内の状況を説明した後、患者さんの希望をうかがい、歯科医師は治療計画を立案します。治療計画は、機能的・審美的に口腔内を改善するために、インプラント治療を含めて数パターン立案される場合があります。

　それぞれの治療内容や治療期間などを患者さんに説明し、患者さんにどのプランで実施するか選択・決定してもらいます。

　筆者の歯科医院ではこれらの説明は歯科医師が行いますが、歯科衛生士も内容を十分に理解し、患者さんから質問を受けた際には、わかりやすく説明できるようにしておく必要があります。

ワックスアップを用いて「どのように修復・改善できるか」提案する

　治療内容や治療計画を説明する際には、診査に基づき製作されたワックスアップを用いて、患者さんが視覚的に理解できるようにします。

● 口腔内写真とワックスアップを比較しながら修復・改善目標を説明する

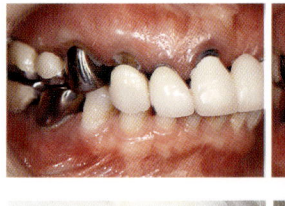 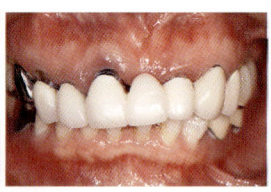 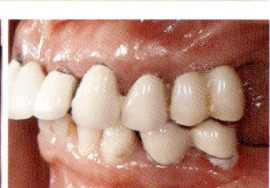
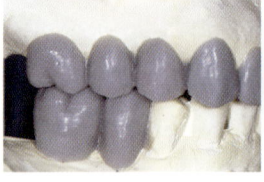 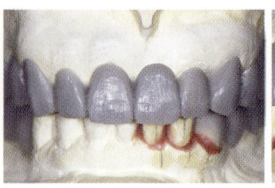 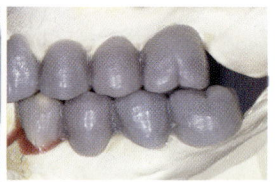

漠然と治療内容を説明するよりも、ワックスアップを示しながら、口腔内のどこをどのように修復すれば審美的にも機能的にも改善できるかを説明したほうが、患者さんの理解と協力度は深まります。

修復・改善目標に対しての、治療計画のバリエーションを説明する

前述したように、治療計画は1つだけではなく、数パターン立案して患者さんに提案し、最終的に患者さんに選択してもらいます。

治療計画の説明は、類似症例を示しながら説明するとよいでしょう。特に前歯部に大きな骨欠損のある患者さんへのインプラント治療においては、機能性に加え審美的な状態を考慮する必要があるため、患者さんの希望をしっかりと確認しましょう。

● 治療計画のバリエーションは類似症例を示しながら説明する

似たような欠損状態ですが……

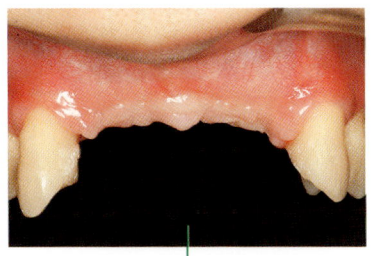
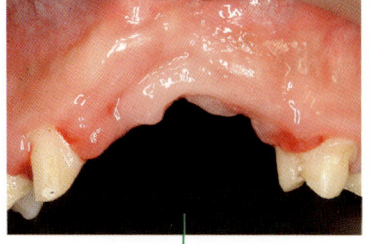

ピンクポーセレン部を使用し、歯冠部と歯槽部を補綴した症例

GBR＋軟組織のマネジメントを十分に行い歯冠部を補綴した症例

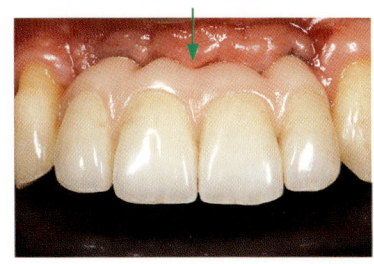
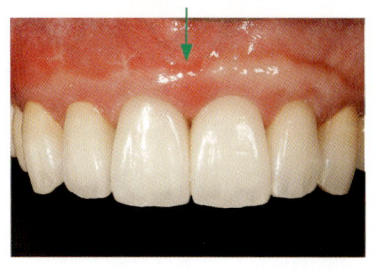

上記のような欠損形態では、補綴設計が異なることで治療内容が大きく変わります。これらは類似症例を提示して、患者さんにしっかりと理解していただく必要があります。

どのような手術が必要になるのか、類似症例を示しながら具体的に説明する

患者さんに治療計画を選択していただくためには、手術内容についても具体的に説明する必要があります。

患者さん自身の資料と類似症例を示しながら、患者さんに理解してもらえるように説明します。

● 手術内容は具体的に説明する

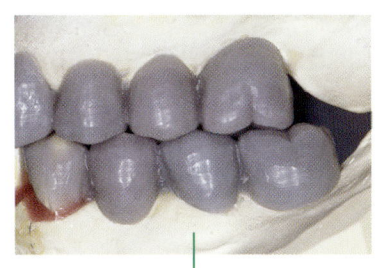

ワックスアップのような機能的・審美的な治療目標を設定し、|5 6 7|にインプラントを埋入する計画を立案しています。

エックス線写真とCTによる詳細な診査の結果……

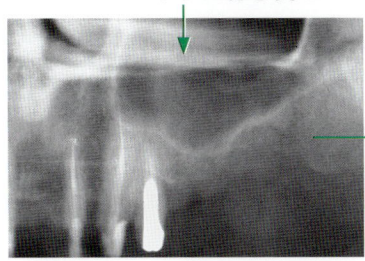
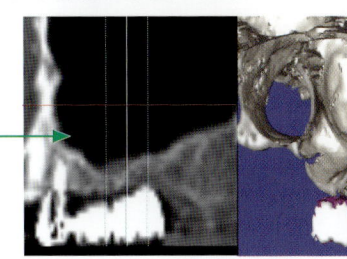

埋入予定部位には大きな歯槽骨の吸収が認められます。歯頸部のライン、清掃性などを考慮すると、サイナスリフト・GBRが不可欠であることが想定されます。

必要な手術内容を説明します

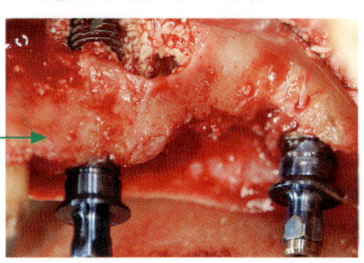

類似症例を用いて、どんな手術が行われるか説明します。

外科処置に関する必須説明事項

外科処置について、何を説明しておく必要があるのか

外科処置には、機能的・審美的に口腔内を回復できるというメリットがある反面、治療が終了するまでにはデメリットも存在します。そこで、

・手術中におこりうること
・手術後におこりうること

はすべて説明し、患者さんの了承を得ておく必要があります。

説明時に伝え忘れがあると、患者さんとの信頼関係が崩れ、今後の治療を円滑に進めていくことができなくなる可能性があるため、十分に検討したうえで説明するようにしましょう。

患者さんによっては、家族に治療内容を伏せている方もいることから、生活に影響を与える可能性のあるものについては絶対に伝え忘れのないようにしましょう。

● 外科処置前に必ず説明しておかなければならない項目例

① 今回行う手術とその内容について
・インプラント埋入
・GBR／サイナスリフトなど必要な追加処置の内容
・骨移植材の使用とその安全性
・軟組織移植の必要性と追加処置の内容　など

② 外科処置による事故・合併症の可能性について
・神経の損傷や感染など、一時的もしくは永久的な影響が生じる可能性　など
※すべて説明する必要がありますが、恐怖心を与えないようにすることが重要です。

③ 外科処置後の症状（疼痛・内出血斑）
・術後に生じる腫脹、内出血斑、疼痛とその対処方法

④ 術後に生じる一時的な審美的・機能的な障害
・前歯部で一時的に審美障害が生じる可能性
・義歯の一時的な使用制限、禁止

⑤ 日常生活の制限
・禁煙
・禁酒
・過度な運動の禁止
・刺激物の摂取の禁止

⑥ 手術時間について
・状況により、手術時間が延長される可能性

⑦ 手術後の管理について
・手術翌日の消毒、7〜10日後の抜糸など、手術後に数度にわたって来院していただく必要性

必ず伝えなければならない腫脹・内出血斑の説明

術後に生じる腫脹・内出血斑に関しては、必ず説明しなければなりません。個人差はありますが、一度出てしまった腫脹や内出血斑は、1〜3週間程度残ることを伝えます。

それゆえ、術後の患者さんの予定（仕事、旅行など）に影響を与えないかどうかを十分に検討して、手術日程を決定する必要があります。

● 術後に生じる腫脹・内出血斑の個人差と経過

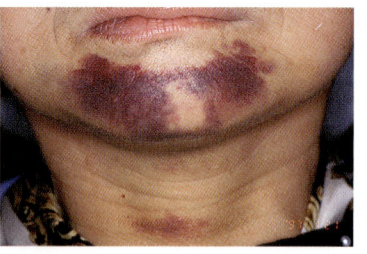

下顎のボーンアンカードブリッジ一次手術後に生じた内出血斑。このように著明な変化が表れるため、術後の説明はとても重要です。

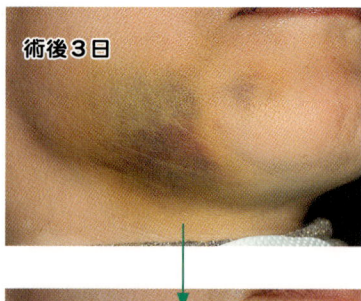

術後3日

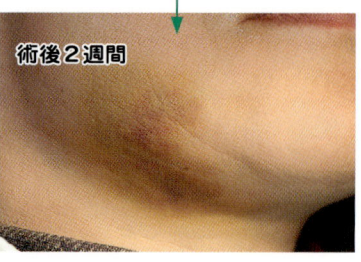

術後2週間

右上は、術後3日の状態。腫脹とともに内出血斑を認めます。術後2週間で腫脹はだいぶ収まりましたが、内出血斑はまだ残っています。

術後に生じる一時的な審美的・機能的な障害についての説明

インプラント埋入・GBR・サイナスリフト・軟組織のマネージメントなど、インプラント外科処置や歯周外科処置を行った後には、術前と同じようにプロビジョナルレストレーションや義歯を使用していただけない場合があります。特に前歯部においては、審美的な問題が一時的に生じる可能性もあります。

これらは、腫脹や疼痛と同様に患者さんの生活に影響を与えることから、仕事や旅行など、患者さんの予定に合わせて手術日程を決定するようにします。

なお筆者の歯科医院では、手術内容と術後2週間の患者さんの予定を考慮して、インプラントの手術日を設定しています。

● 手術後に生じる一時的な審美障害

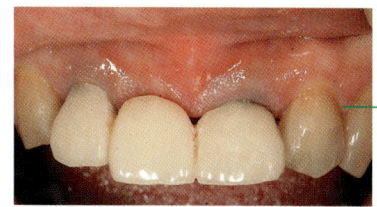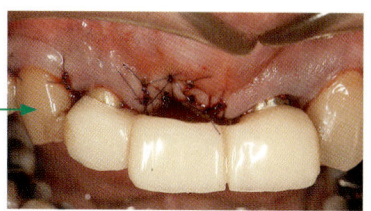

手術後、創面の保護のためプロビジョナルレストレーションが調整され、審美障害が生じています。治癒とともに形態修正することを伝えます。

恐怖心を抱いている患者さんへの対応

いかに安全かをしっかり説明する

手術の内容、術後のケアなどに関することのほかに、
・痛くないですか
・怖くないですか
という質問を、患者さんがよくされると思います。

術中の疼痛に関しては、浸潤麻酔・伝達麻酔を行うことにより対応することができるため、その旨をお伝えします。

恐怖心に対しては、
・口腔内で行う手術のため、規模の小さい外科処置であること
・口腔内を十分に診査診断し、可及的に安全に手術を行うこと
・術中も意思の疎通が可能で、十分な確認をとりながら行うことなどを説明し、なおかつ手術までの治療のあいだに患者さんとの信頼関係を築くようにします。

「それでもやはり怖い」とおっしゃる患者さんには静脈内鎮静法を勧める

「それでもやはり怖い」という患者さんや、手術時間が長い場合、できるだけリラックスした状態で手術を受けたいと希望される患者さんには、静脈内鎮静法の導入を勧めます。

筆者の歯科医院では、静脈内鎮静法は専門医に依頼しています。

● 専門医による静脈内鎮静法

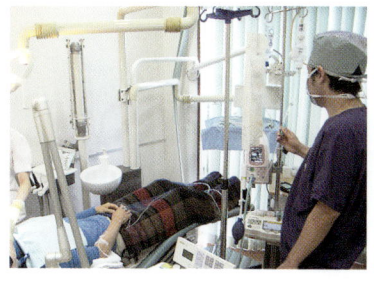

患者さんが基礎疾患を持っている場合は、あらかじめ専門医にその情報を連絡する必要があります。

インプラント手術前に行っておくべき口腔内の環境整備

インプラント手術が行える口腔内環境とは

インプラント手術が行われる日までに、患者さんの口腔内の状態を整えておくことが大切です。特に、術前に可及的に感染のコントロールをする必要があります。具体的には、

① プラークコントロール
② 保存不可能歯の抜歯
③ 炎症のコントロール（スケーリング・ルートプレーニング）
④ う蝕、感染根管および根尖病巣の処置
⑤ 動揺歯の固定
⑥ 咬合調整
⑦ プロビジョナルレストレーションの装着

などが術前の初期治療として行われます。

術前の口腔内環境整備では、歯科医師と歯科衛生士のチームワークが求められます。特に歯科衛生士は、①および③に大きく関わるため、TBIならびにスケーリング・ルートプレーニングをしっかりと行う必要があります。

● インプラント手術前までに到達したい口腔内環境整備

初期治療前

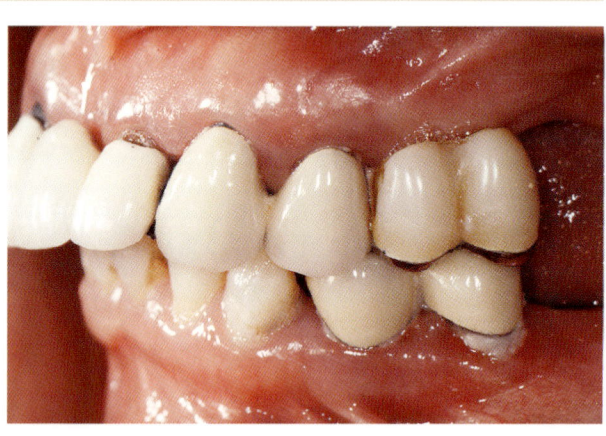

初期治療後

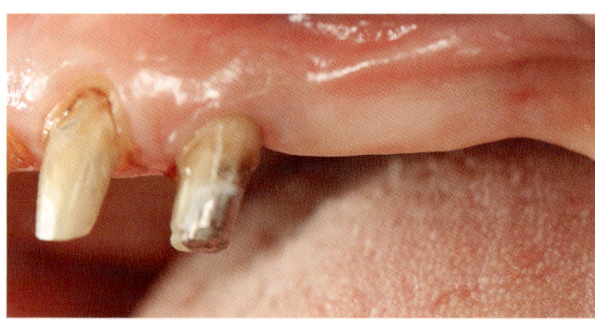

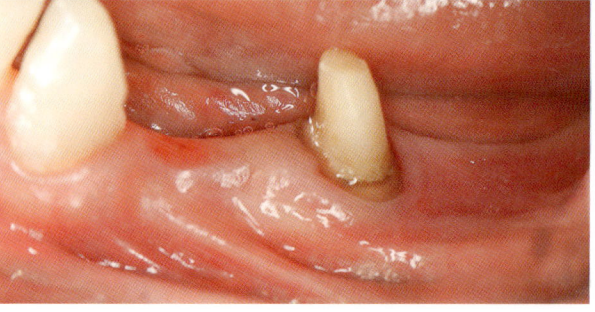

発赤・腫脹が見られた歯肉の状態が良好にコントロールされています。

初期治療として行う歯科衛生士によるケア

プラークコントロールの向上／清掃性の改善に向けての情報提供

どの歯科治療にも共通ですが、プラークコントロールが良好に行えることが、治療の成功、長期的予後の安定に欠かせません。

患者さんの口腔内状況の説明時（21ページ参照）と同様に、プラークの付着が見られる場合は、ブラッシングテクニックの向上を図るべく、TBIを繰り返し行う必要があります。

また、不適合補綴物・修復の存在により患者さん自身での清掃が困難な場合があります。初期治療の際には、プラークコントロール不良の原因となる不適合補綴物や修復物の有無を、歯科医師に伝えます。

● 不適合補綴物の修正により清掃性も向上する

初期治療前

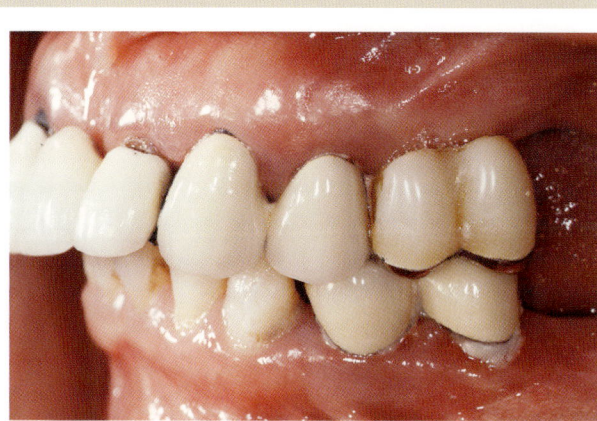

不適合補綴物が認められ、患者さん自身によるプラークコントロールが困難であることがわかります。

プロビジョナルレストレーション装着

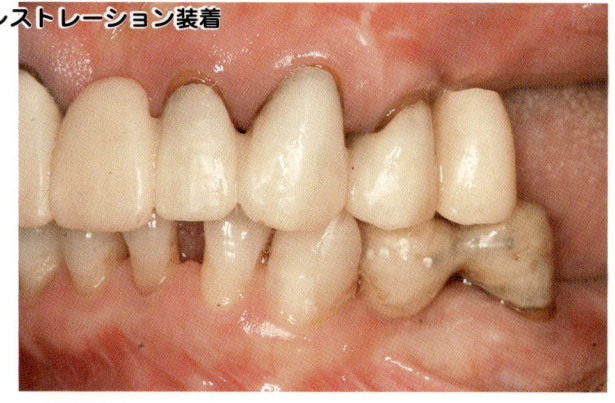

4 5 ⑥、4 5 間の鼓形空隙が狭く清掃性が悪いなど、歯科医師に情報提供を行うことで、プロビジョナルレストレーションでは清掃性の改善が図られました。

炎症のコントロール

口腔内に発赤・腫脹、排膿が認められる場合は、手術日までに炎症を抑える必要があります。

インプラント治療を受けられる患者さんの中には、重度の歯周病に罹患されている方も多いことから、非外科処置に加えて、外科処置、再生療法を初期治療の一環として行うこともあります。

スケーリング・ルートプレーニングを徹底したつもりでも、歯肉を剥離すると取り残した縁下歯石を確認することがあります。取り残された歯石は、感染源にならないよう、インプラント処置に入る前に除去します。

● インプラント手術前までに炎症は必ず抑える

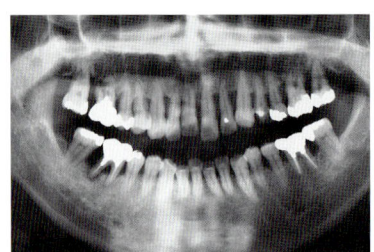

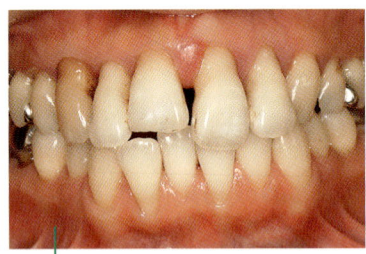
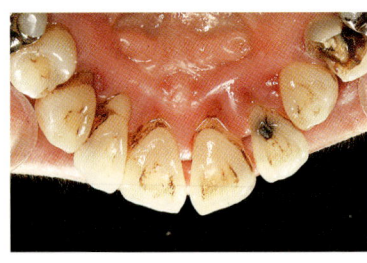

全顎的に発赤・腫脹、排膿が認められます。

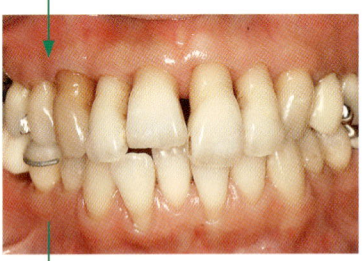
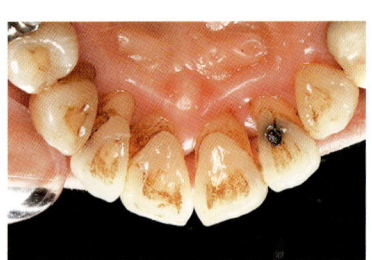

TBI、スケーリング・ルートプレーニングを行い、口腔内全体の状態を整えました。

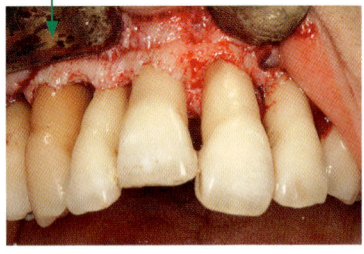
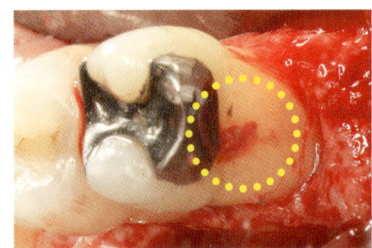

上顎に歯周外科が行われました。歯科衛生士は、スケーリング・ルートプレーニング時に縁下歯石の取り残しがないかどうか術中に確認し、以後の非外科処置に活かすようにしましょう。

【縁下歯石の取り残しやすい部位】
・ポケットの深い部位
・コンタクトポイント直下
・CEJ直下
・角度のきつい隅角
・根分岐部
・根面溝
・歯肉の緊張の強いところ
・根の近接部位

歯科衛生士も理解しておきたい術前治療

う蝕・感染根管・根尖病巣の治療

術部周囲にう蝕・根尖病巣が存在する場合は、手術当日までに治療を終了させておきます。う蝕や根尖病巣は感染のリスクを高めるため、注意が必要です。

う蝕治療や感染根管治療は歯科医師が行う治療ですが、どのような治療を行うのか、患者さんに説明できるようにしておかなくてはなりません。

患者さんからの質問の対して、「わからない・説明できない」となると、これから受けていただく外科処置に入る前の段階から積み上げていきたい信頼関係を壊してしまう可能性があります。

● インプラント埋入部位付近の病巣は要注意

【説明ポイント】
・どうして治療しなければならないのか
・どんな治療をするのか
・おおよその治療回数
・治療後の疼痛の可能性

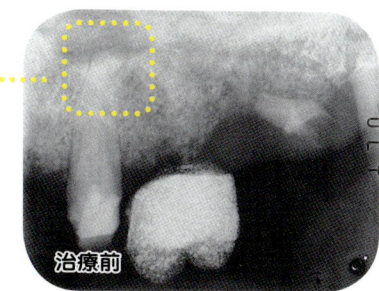

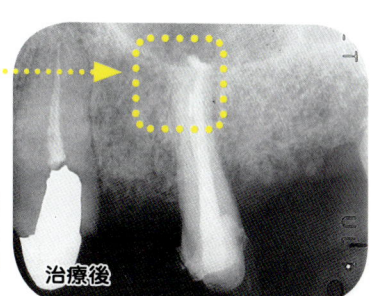

根尖病巣が上顎洞底付近に存在する場合、感染が上顎洞粘膜下・上顎洞内に及ぶ可能性があり、サイナスリフト時の術中・術後の感染リスクとなります。手術までの初期治療で、感染根管治療を行います。

不適合補綴物をプロビジョナルレストレーションに変更する

不適合補綴物や二次う蝕など治療が必要な部位は、プロビジョナルレストレーションに変更し、口腔内の状態を整えていきます。

咬合が不安定、咬合平面の不正などの問題がある患者さんの場合は、プロビジョナルレストレーション製作時に咬合平面を整え、咬合を安定させます。

また、不適合補綴物を清掃性を考慮したプロビジョナルレストレーションに変更することで、患者さん自身によるプラークコントロールがしやすくなります。

● 不適合補綴物をプロビジョナルレストレーションに変更した例

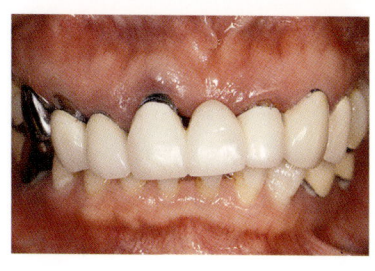
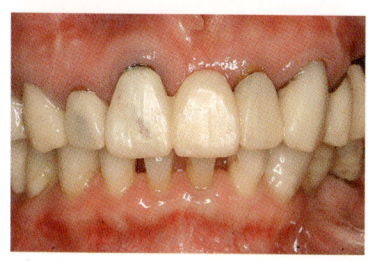

全顎的に不適合補綴物をプロビジョナルレストレーションに変更した例。炎症のコントロールも良好に行われています。

【不適合補綴物変更時の説明・確認ポイント】
・あくまでも仮歯であるため、破損や脱離の可能性があること
・形態や咬み合わせが変化するため、頬粘膜や舌を咬む可能性があること
・歯間ブラシが使用できるかなど、清掃性が向上したかどうか

次ページにつづく

不適合補綴物の撤去、プロビジョナルレストレーションの装着などは主に歯科医師の治療となりますが、除冠時はスケーリング・ルートプレーニングを行うチャンスでもあります。

28ページで示した『縁下歯石の取り残しやすい部位』であっても、器具が到達しやすくなり、より確実に歯肉縁下のコントロールが行えるでしょう。

● 除冠時は効率的な非外科処置のチャンス

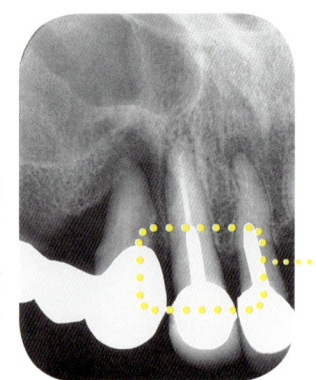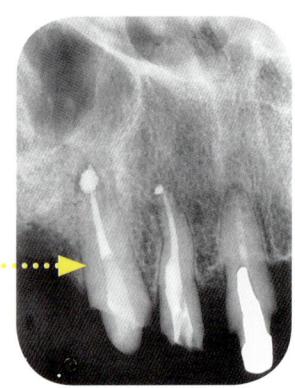

縁下歯石の取り残しやすい部位であっても、除冠された状態であれば比較的容易に器具を到達させることができるでしょう。

あえてインプラント埋入手術時に行う治療もある

インプラント埋入予定部位の隣在歯に骨欠損がある場合、初期治療で対応するのではなく、インプラント埋入と同時に骨整形や再生療法を行うことがあります。

● インプラント埋入部位周囲の骨欠損は、埋入時に処置を行うことが多い

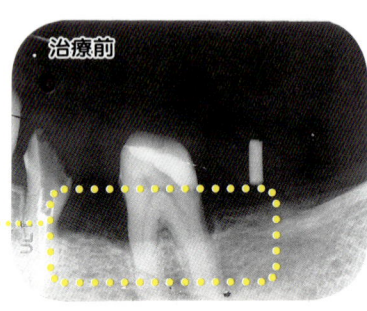

術前のエックス線写真にて、46周囲に骨欠損が認められます。初期治療として対応するか、インプラント埋入と同時に再生療法を行うかどうか、歯科医師に確認します。

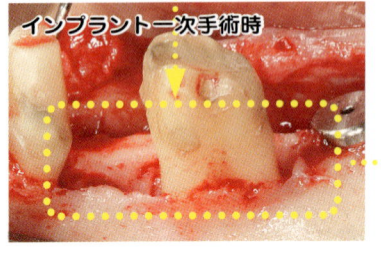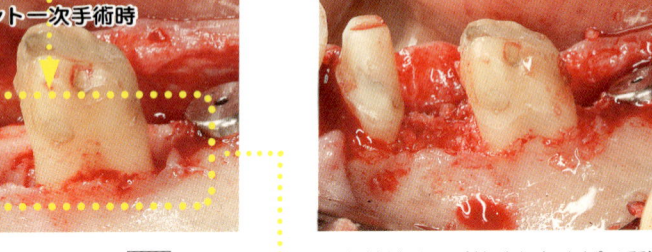

フラップを剥離すると、46周囲に3壁性の骨欠損が存在しました。欠損内はクレーターのようになっています。デブライドメントを行い、インプラントを埋入しました。

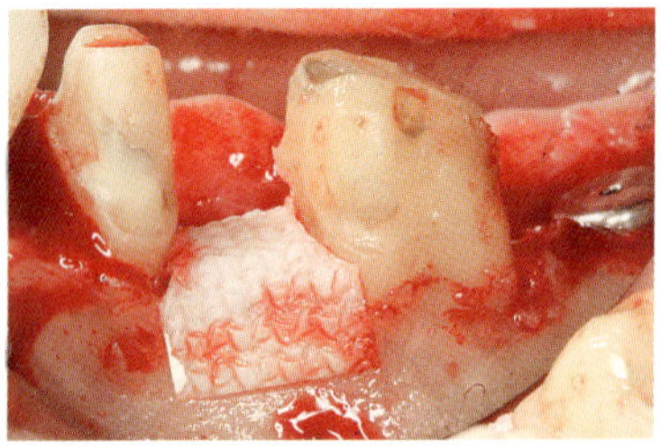

エムドゲイン（特殊なたんぱく質）と骨移植材、メンブレンを使用して再生治療が行われました。

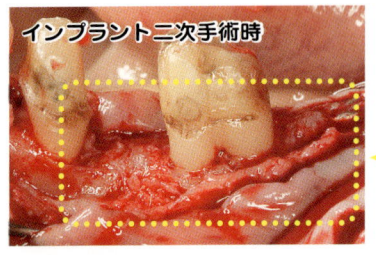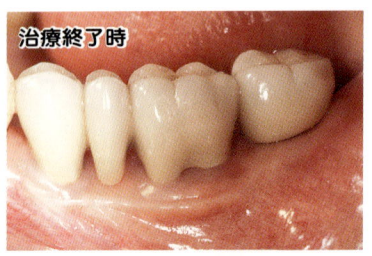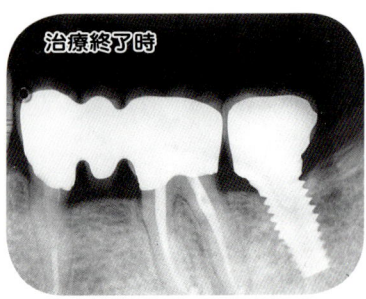

3壁性の骨欠損が存在した場所は骨様組織で満たされています。骨整形が行われました。

4-7に最終補綴物を装着した状態です。炎症はなく、清掃性も良い状態です。

デンタルエックス線写真においても、骨様組織の再生が認められ、歯槽骨のラインはフラットになっています。

2

手術環境と器材の整備

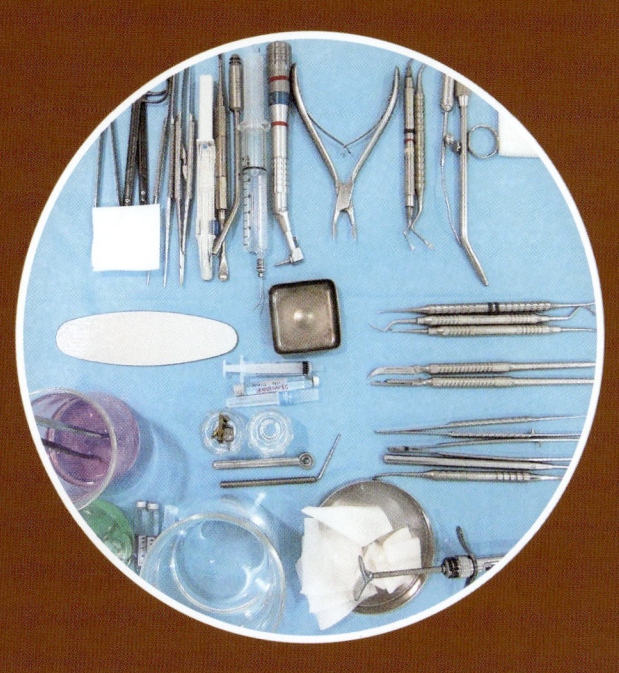

清潔域・不潔域を理解する

インプラント手術において、「感染」はもっとも避けなければならない偶発症の1つです。術部が感染すると、場合によっては移植骨やインプラントを撤去しなければならなくなり、患者さんに多大な迷惑をかけてします。ゆえに、可及的な無菌的手術が不可欠になります。

ゆえに、手術の準備から縫合のアシスタントワークまで携わる歯科衛生士は、清潔域・不潔域の区別をしっかりと理解しておく必要があります。

清潔域にある器具は使用終了までかならず清潔域にとどめ、不潔域から清潔域に器具が移動することは絶対に避けなければなりません。器具だけではなく、歯科医師やアシスタントも、不潔域に移動したり不潔域の器具を触ることは絶対にしてはいけません。

筆者の歯科医院では、手術アシスタントが清潔域を担当し、不潔域は別の不潔域アシスタントが担当するようにしています。これは手術中はもちろん、手術の準備中も同様です。両者が自身の役割を理解し、無菌的に準備を進めることが大切です。

● 清潔域と不潔域

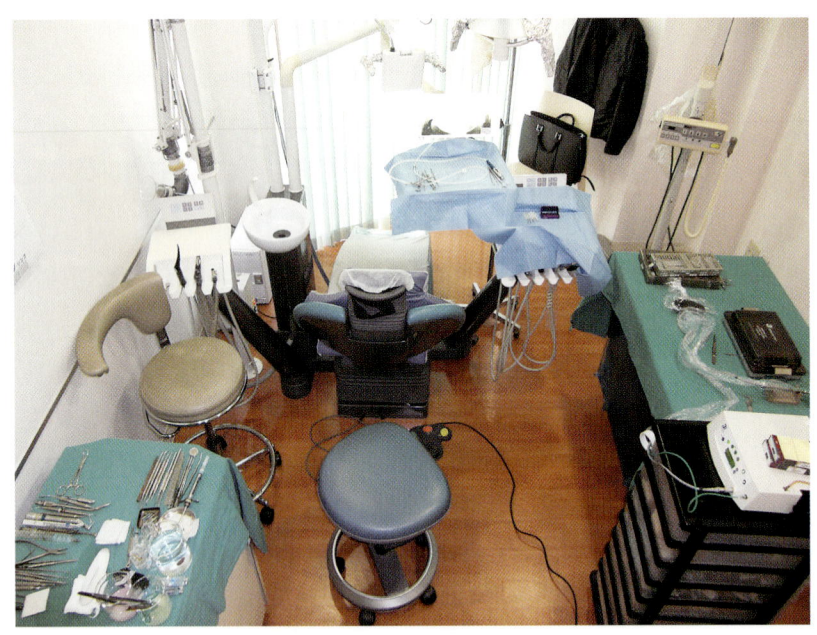

筆者の歯科医院での、手術時の清潔域と不潔域。消毒され、覆布やカバーが施された場所が清潔域で、それ以外の場所は不潔域としています。

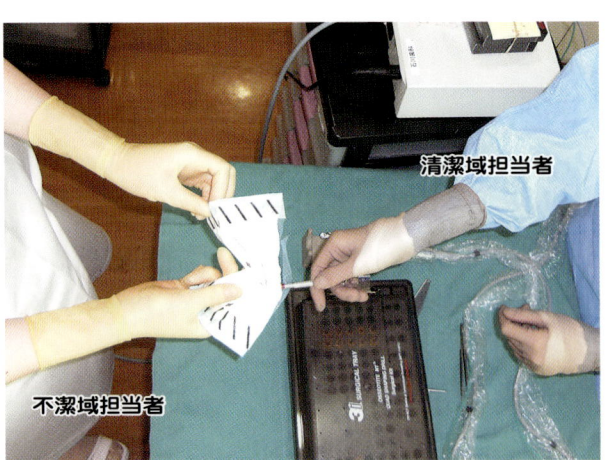

不潔域担当者から器具を受け取る清潔域担当者。不潔域担当者は滅菌パックを開封していますが、パックの中には絶対に触らないようにします。パックを開いて受け渡すか、覆布の上に器具を落として出すようにします。

正しい術衣・グローブの着用方法をマスターする

インプラント手術に臨む際の着衣

　インプラントの埋入手術時は、感染を防止する観点から、術衣やグローブも滅菌されたものを着用します。これらは、清潔域への器具の配置時から着用します。

　着用時には、術衣やグローブが不潔域に触れないよう、正しい着用法をマスターしなければなりません。

　筆者らは、白衣の上に術衣を着用し、防護用メガネ、マスク、帽子を装着しています。

● 清潔域担当者のインプラント手術および器具の準備に臨む際の着衣

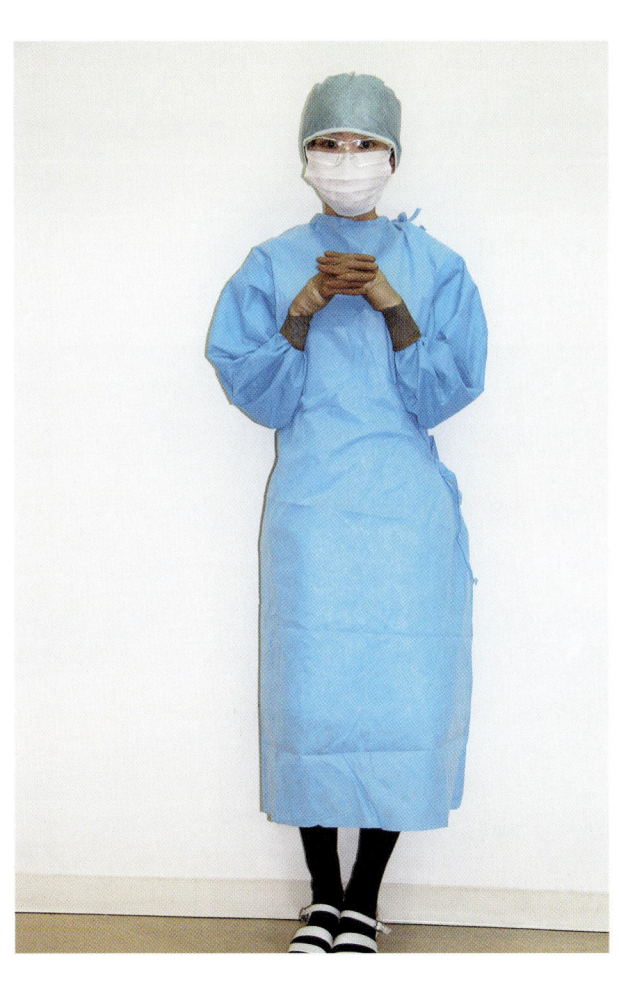
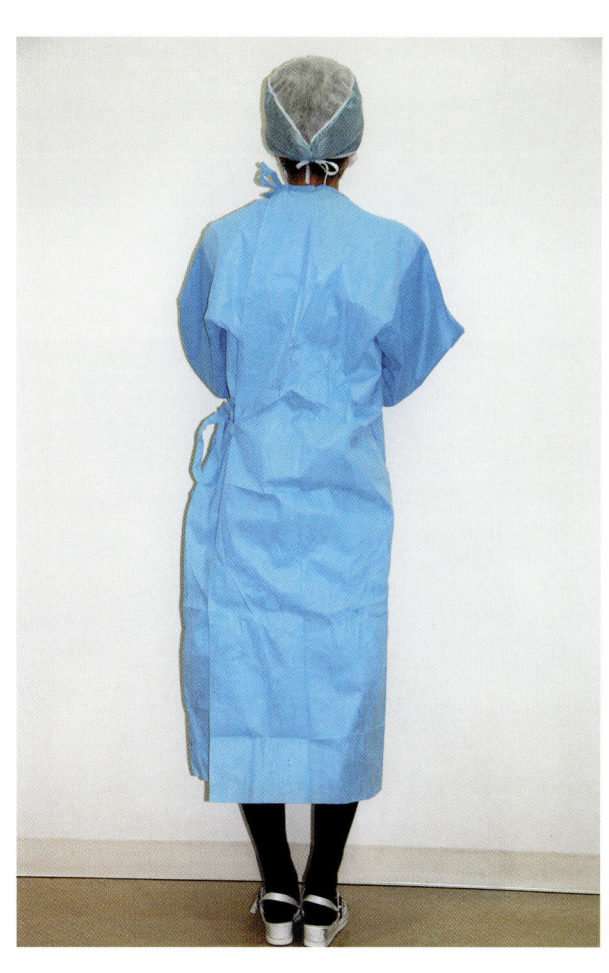

手指洗浄の流れと術衣の着用法

外科処置を行う際には、滅菌済みのディスポーザブルグローブを装着する前に、手洗い（手指消毒）を行います。手術時の手洗いは、手指表面の細菌や付着物を除去する「手術部位の感染防御のための基本的手技」です

手指消毒に先立ち、帽子・ゴーグル・マスクを着用します。手指消毒後は、不潔域を触らないように注意します。

手指消毒後に、術衣を着用します。術衣は、不潔域担当者と協力して着用する場合もあるので、両者とも清潔域・不潔域を十分に理解し、術衣の着用方法をしっかり確認しておく必要があります。

● 手指洗浄の基本的な流れ

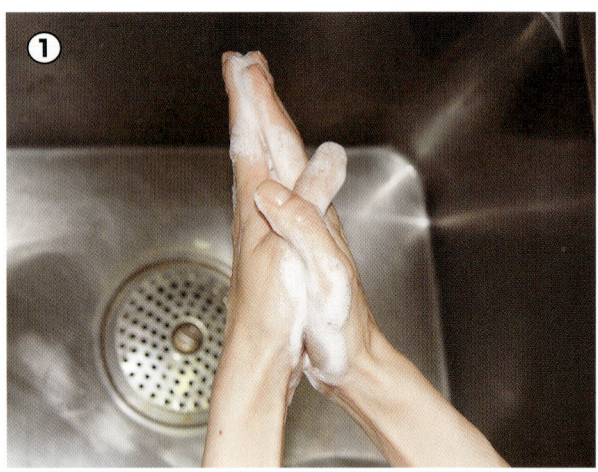

【ステップ1】
手のひらと手のひらをこすり、よく泡立てる。

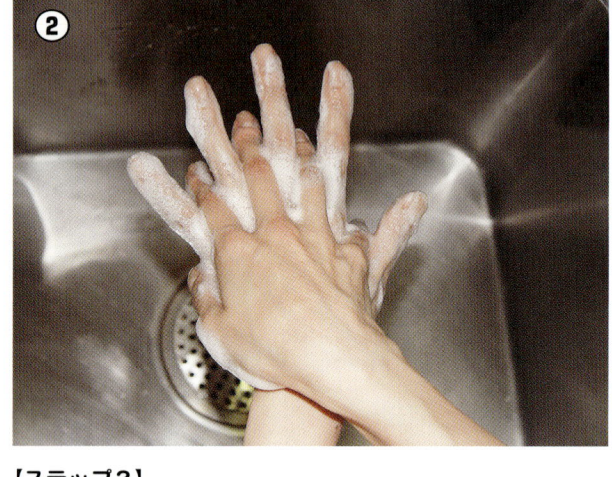

【ステップ2】
手の甲を伸ばすように、もう片方の手のひらでこすり、手の甲を洗う（反対側も同様に）。

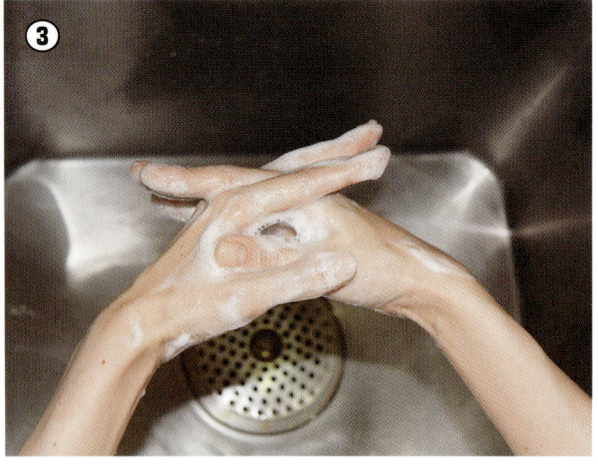

【ステップ3】
指を組んで、両手の指のあいだをこする。

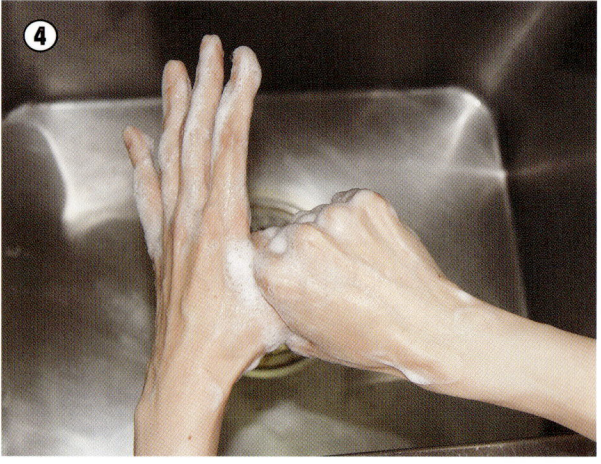

【ステップ4】
親指をもう片方の手で包み、ねじるようにこすり洗いする（反対側も同様に）。

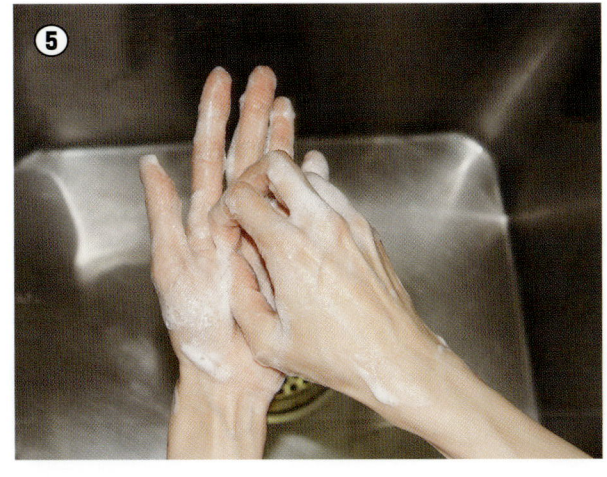

第2章 手術環境と器材の整備

【ステップ5】
指先で、もう片方の手のひらをこすり、指先、爪のあいだを洗う。

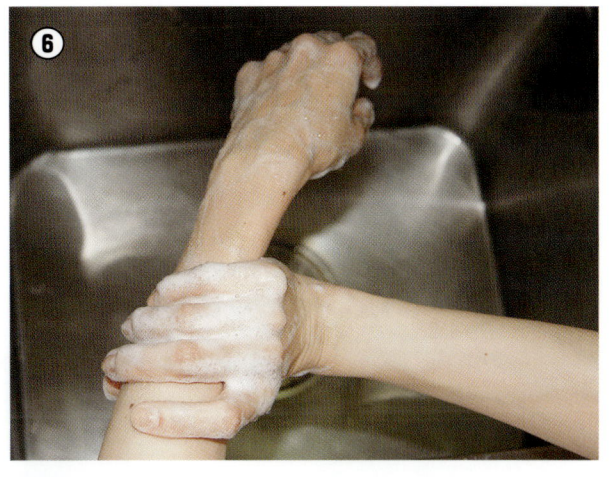

【ステップ6】
前腕部・肘関節部まで、ていねいにこすり洗いする。

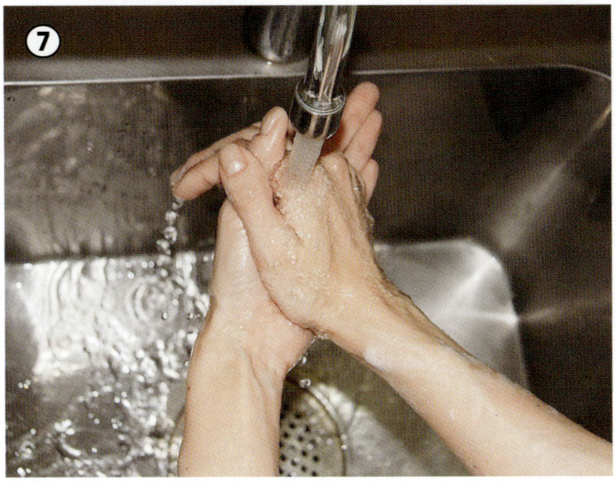

【ステップ7】
流水で20秒程度、すすぐ。

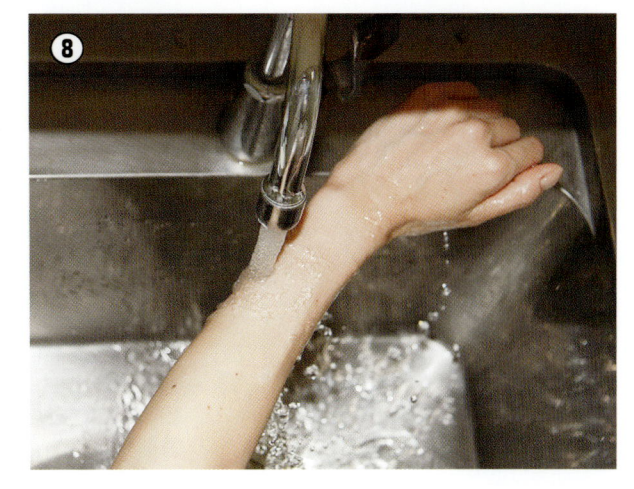

【ステップ8】
両手首までしっかり流水ですすぐ。

● 術衣の着用の基本的な流れ

前ひものある術衣の場合は、背部のひもを結んだ後（ステップ5）、グローブを装着してから前ひもを結びます。前ひもは、不潔域担当者と協力して結ぶ方法と、清潔域担当者ひとりで結ぶ方法があります。どちらも正しく行うことにより、滅菌状態を保つことができます。

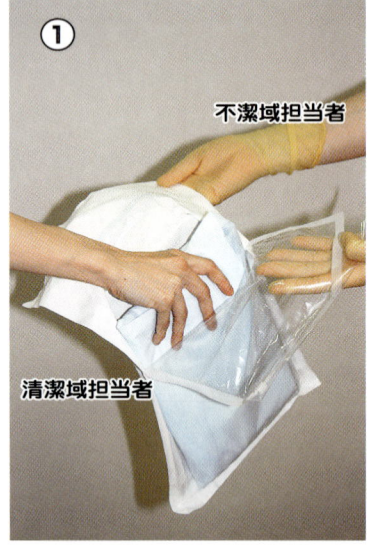

【ステップ1】
不潔域担当者は、術衣を触らないように開封し、手指洗浄を行った清潔域担当者が中身を取り出します。清潔域担当者は不潔域担当者に触らないように注意しましょう。

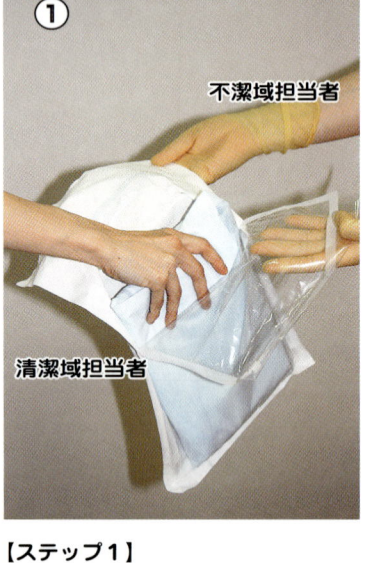

【ステップ2】
受け取った術衣を開封する際には、不潔域には置かずに、手術器具とは別の覆布の上に置きます。

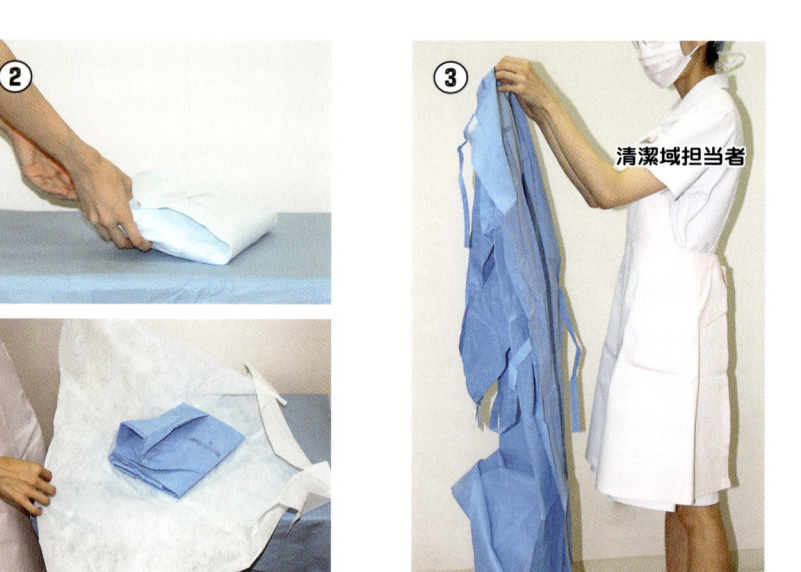

【ステップ3】
術衣の襟口を持ち、術衣を広げます。この際、術衣の外側（清潔域）に触れないように注意します。

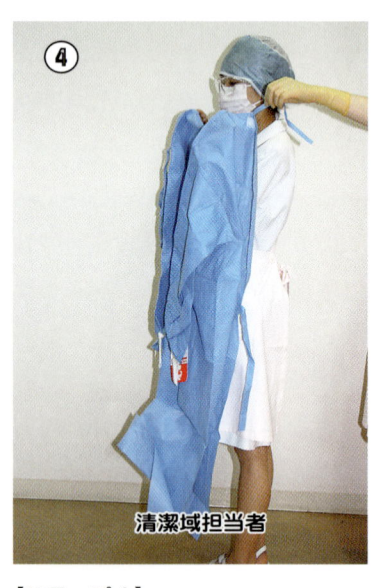

【ステップ4】
襟ひもを不潔域担当者が持ち、清潔域担当者は腕を入れていきます。

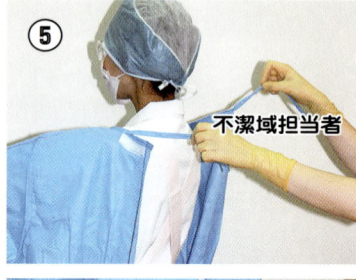

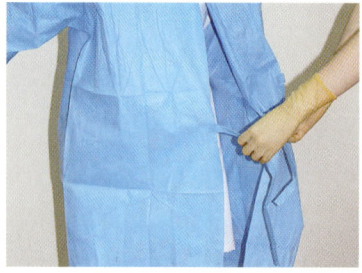

【ステップ5】
清潔域担当者が腕を通したのち、不潔域担当者が襟ひもと背部の腰ひもを結びます。

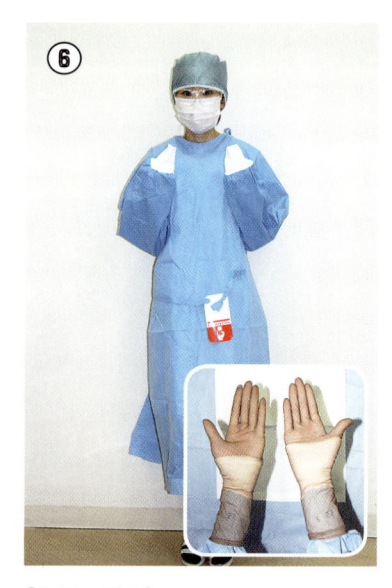

【ステップ6】
背部の腰ひもを結んだ状態で、グローブを装着します。グローブ装着前に、前ひものプレートを触らないように注意しましょう。
☞グローブの装着方法については38ページ参照。

第 2 章　手術環境と器材の整備

【不潔域担当者と協力して着用する方法】

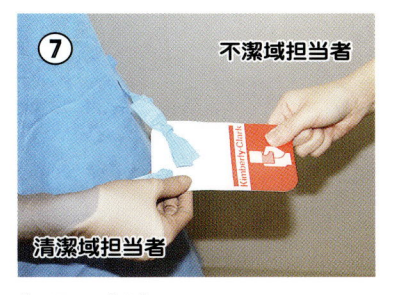

【ステップ7】
不潔域担当者にプレートを渡し、前ひもの固定を解きます。不潔域担当者はプレートの端（赤い部分）を持ち、清潔域担当者のグローブや術衣に触れないようにします。清潔域担当者は左側の前ひもをプレートから外します。
左側のひもがプレートから外れたら、不潔域担当者はプレートを持って、清潔域担当者の右から左に向かって前ひもを回します。

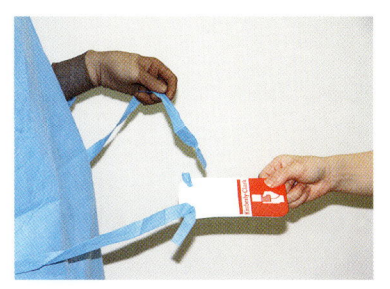

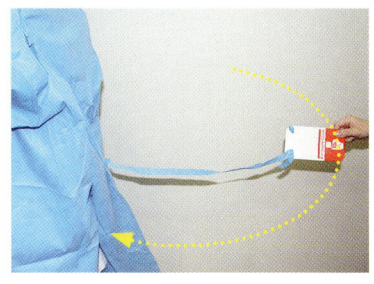

不潔域担当者が術衣に触れてしまう可能性があるため、できるだけ清潔域担当者から離れ、大きく回るようにしましょう。

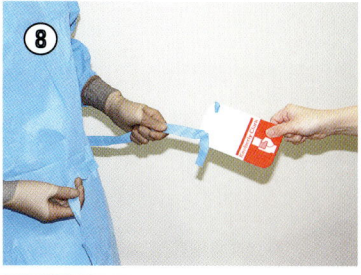

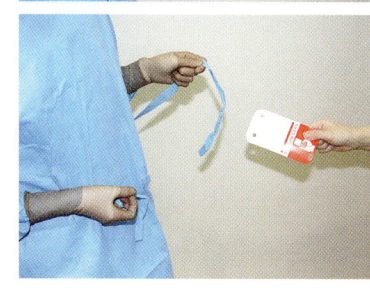

【ステップ8】
右側の前ひもが清潔域担当者の正面に来たら、清潔域担当者はプレートや不潔域担当者に触れないように注意しながら前ひもをつかみます。不潔域担当者は、清潔域担当者が前ひもをしっかりつかんだのを確認したのち、前ひもからプレートを引き抜きます。

【清潔域担当者ひとりで着用する方法】

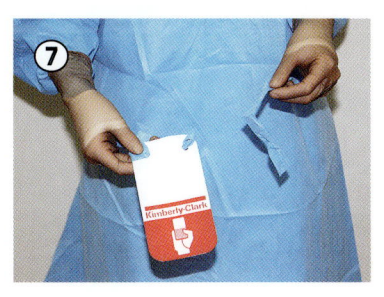

【ステップ7】
グローブ装着後、左の前ひもをプレートよりほどきます。

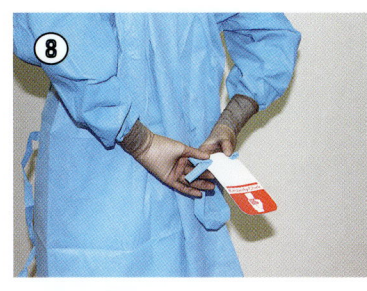

【ステップ8】
前ひもを右→後方→左側に回します。清潔域は体幹前面のみなので、体幹後方には絶対に触れないよう注意します。

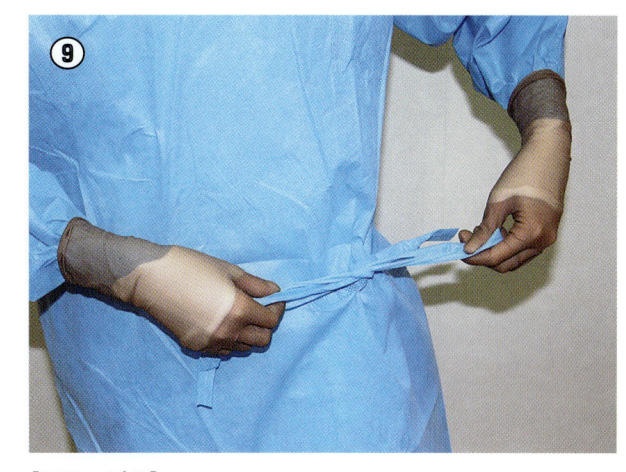

【ステップ9】
プレート除去後、前ひもを結んで、術衣の着用終了です。

37

手術用滅菌グローブの装着方法

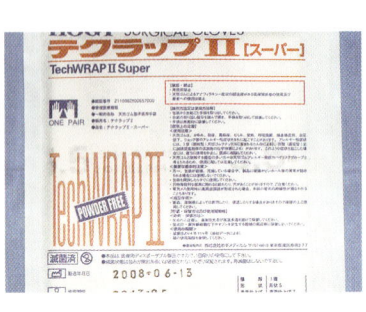

一般の歯科治療では単独装着方法でグローブを装着することが多いと思います。インプラント手術では、滅菌されたディスポーザブルグローブを準備して、正しく着用し、感染を防止する必要があります。手洗いをし、滅菌された術衣を着用後（前ひもがない術衣の場合）、もしくは術衣着用途中（前ひもがある術衣の場合）に、グローブを装着します（前ひもがある場合は、グローブ装着後にひもを縛ります）。

筆者の歯科医院で使用している、滅菌済みディスポーザブルグローブ。自分の手の大きさに合ったものを使用します。

● 手術用滅菌グローブの装着ステップ

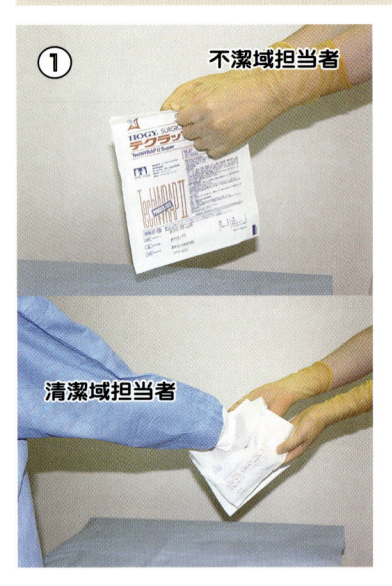

【ステップ1】
不潔域担当者がグローブを開封します。この際、不潔域担当者は内部を触らないようにします。清潔域担当者は滅菌グローブの内袋を取り出します。グローブを装着するまで術衣の中に手首をしまっておきます

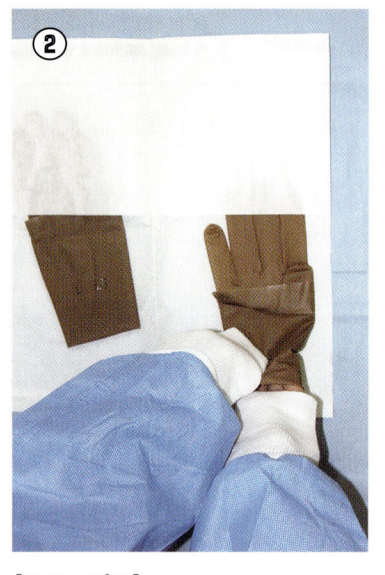

【ステップ2】
右手の指を右手用のグローブに挿入します。その際、左手はグローブの内面しか触りません。

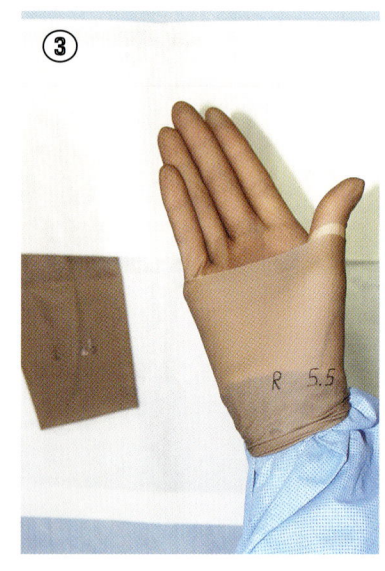

【ステップ3】
左手でグローブを引っ張りながら右手を挿入していきます。手首の部分は、伸ばさずに折れた状態にしておきます。

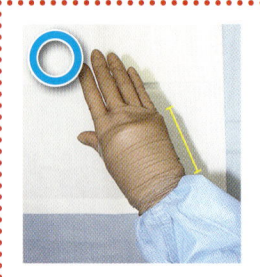

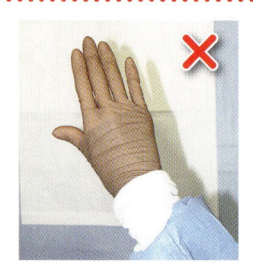

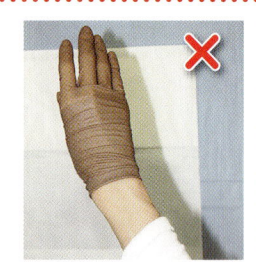

【注意】
ステップ3のとき、術衣がグローブから出てしまわないように注意します。術衣がグローブから出ていたり、手首が露出している状態では、術中に不潔域が露出してしまうので避けなければなりません。

第2章 手術環境と器材の整備

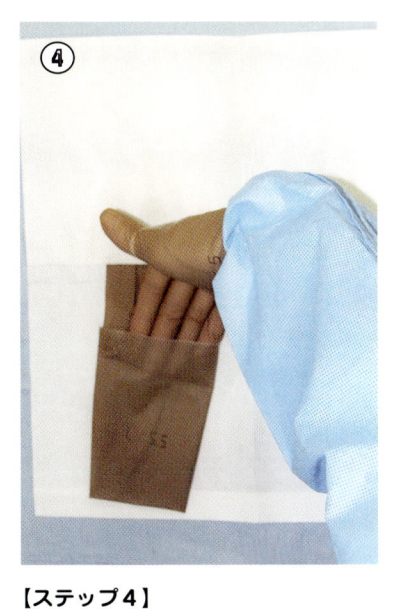

【ステップ4】
グローブをはめた右手の指を、左手のグローブの折れた内側に挿入し、左手の指をグローブに挿入します。このとき、右手が左手のグローブの内面に触れないようにします。

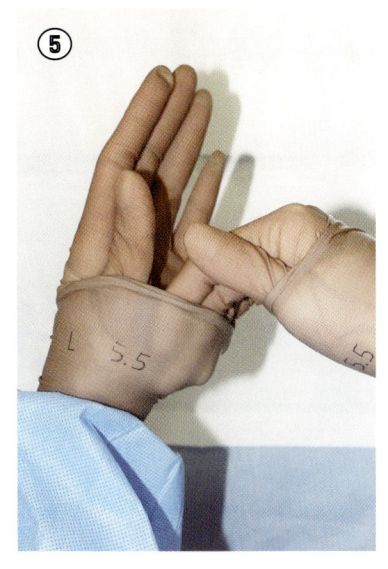

【ステップ5】
左手にグローブが挿入できたら、右手が不潔域に触らないようにし、カフの部分を前腕部（術衣の袖口）に被せ、同様に右手のカフも術衣に被せます。

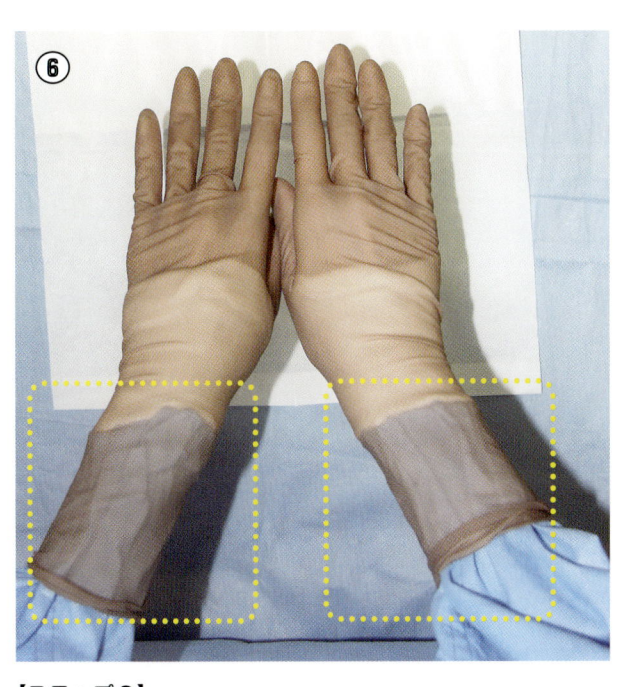

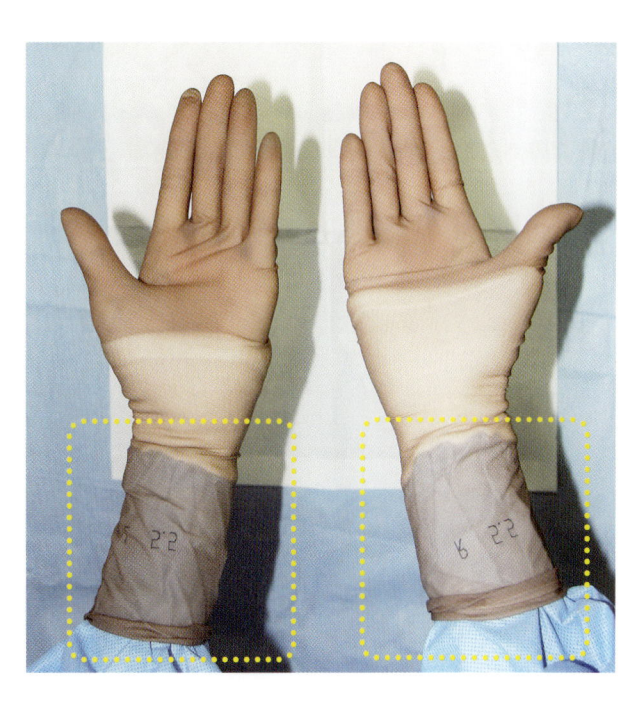

【ステップ6】
グローブを装着した状態です。手術中に手首が露出することがないように、術衣とグローブが重なる範囲を長くします。不潔域に触れないよう注意し、グローブに傷や穴が開いた場合は、すぐに取り換えるようにします。

グローブ着用後の注意点

手指消毒・術衣の着用・グローブの装着を終えたら、常に清潔域・不潔域を意識して、グローブ装着後に手を下にさげたり、ゴーグルやマスクを触らないように注意します。

● グローブ着用後にしがちな誤った姿勢

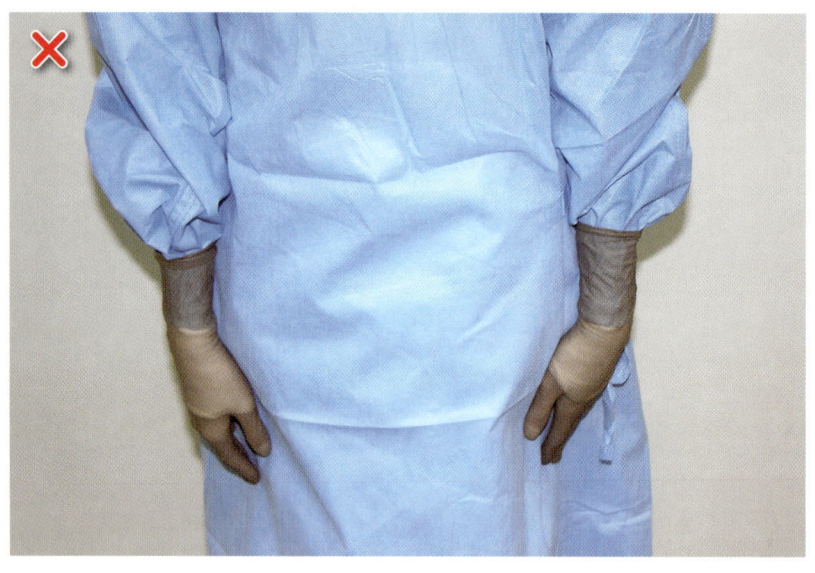

グローブを装着した状態で、手を下にさげています。術衣の清潔域は、体幹前面のみなので、手を下げたり、腰に手を当てたりしてはいけません。

● グローブ着用後の基本姿勢

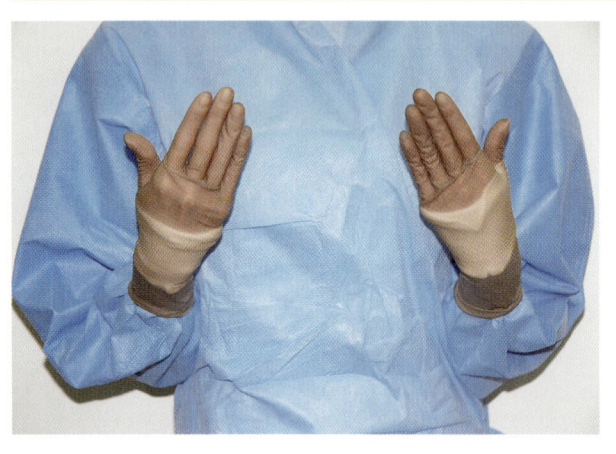

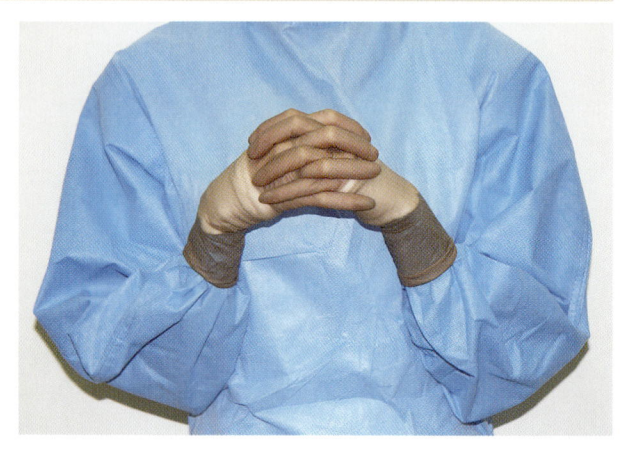

術衣とグローブの装着後は、手は常に体幹前面に位置させ、不潔域を触らないようにします。

グローブの外しかた

手術終了後にグローブを外すときは、グローブに付着した血液が、腕などに付着しないように注意しながら外します。

そして、感染源となるグローブの外側が露出しないようにして処分します。

● グローブの外しかた

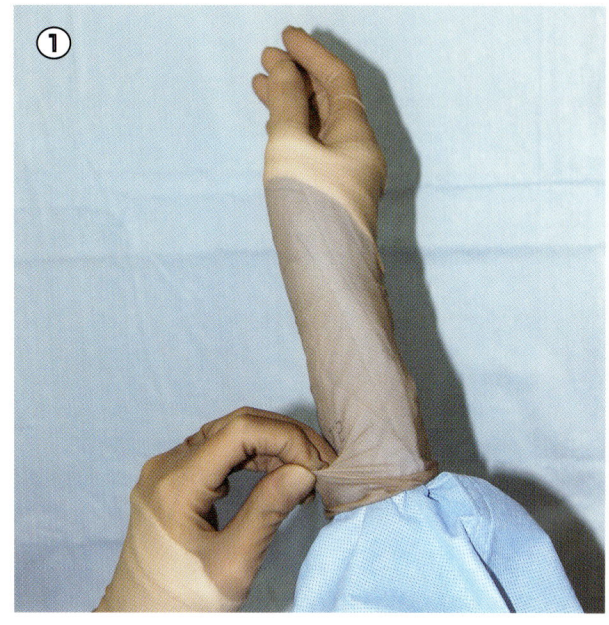

【ステップ1】
グローブの外側を持ち、外していきます。

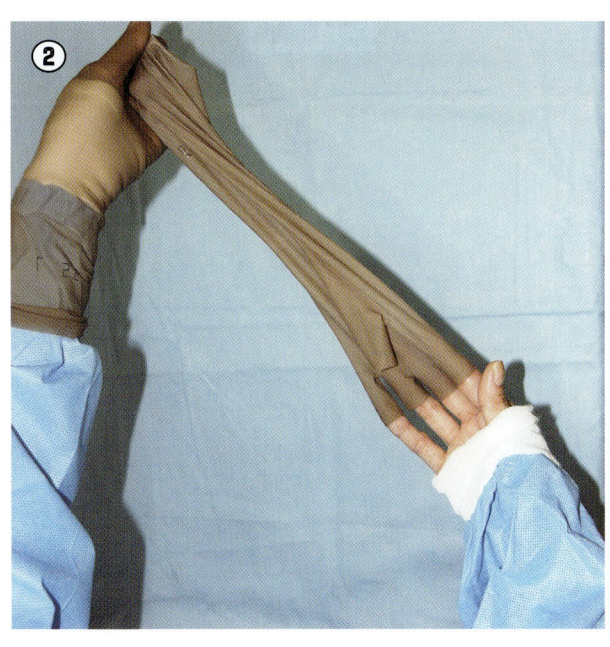

【ステップ2】
グローブの外面に触れないように注意します。

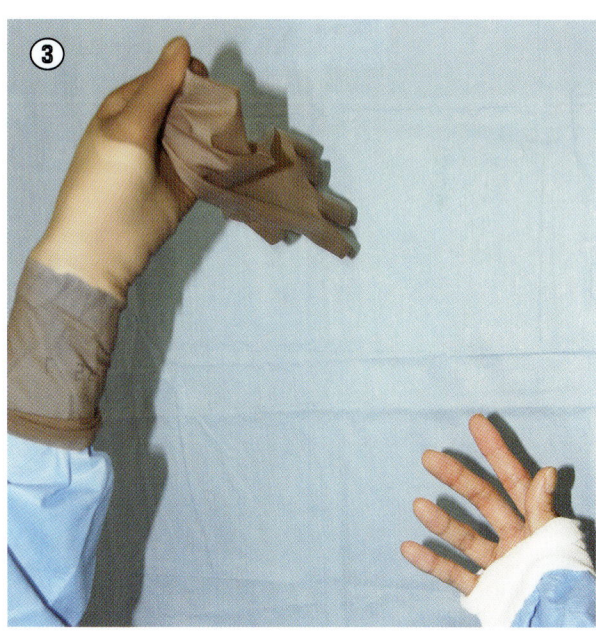

【ステップ3】
感染源となるグローブの外面を露出させないようにし、処分します。

インプラント手術が行える環境づくり

覆布の敷きかた

　手術で使用する器具は、すべて滅菌されたものを使用します。それゆえ、手術器具を準備・配置する台の上には、滅菌された覆布を敷きます。

　覆布を敷く際には縛粒冠子を使用し、歯科衛生士1名で準備を進める方法と、清潔域・不潔域でそれぞれ1名ずつ、計2名で準備を進める方法があります。

　筆者の歯科医院では、インプラント手術・歯周外科処置を行う場合、清潔域・不潔域それぞれ1名ずつ、計2人で準備しています。

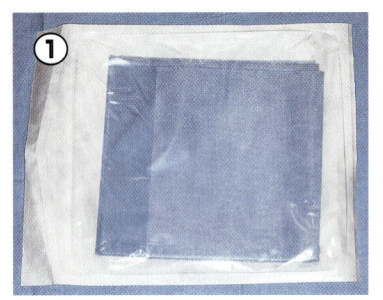

● 覆布の敷きかた

①

【ステップ1】
台の大きさよりも少し大きめの滅菌済み覆布を準備します。

【ステップ2】
覆布を不潔域担当者から受け取ります。

②

不潔域担当者は、内側に触れないように滅菌パックを開封します。また、清潔域担当者に触れないようにします。

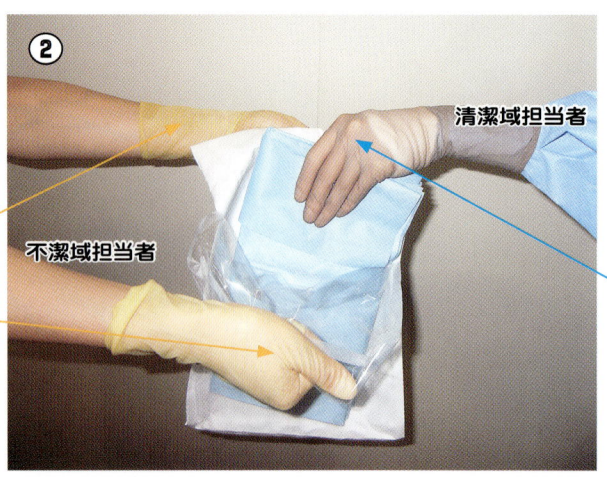

清潔域担当者は滅菌パック内の覆布を取り出します。この際、不潔域担当者の手に触れることがないように注意します。万が一不潔域に触れてしまった場合は、即グローブを交換しましょう。

③

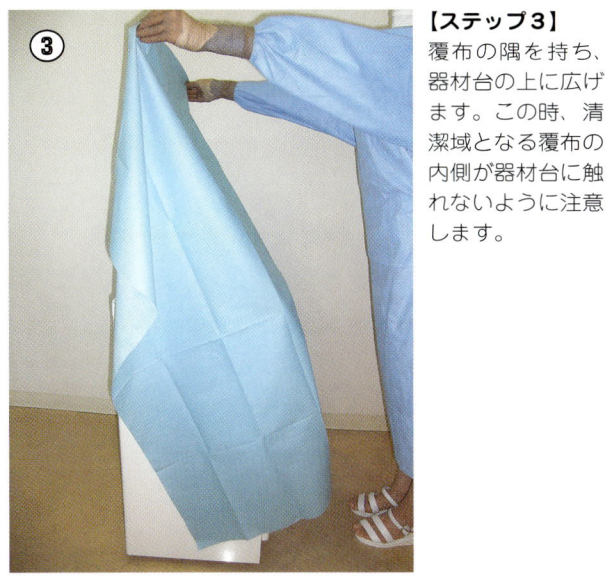

【ステップ3】
覆布の隅を持ち、器材台の上に広げます。この時、清潔域となる覆布の内側が器材台に触れないように注意します。

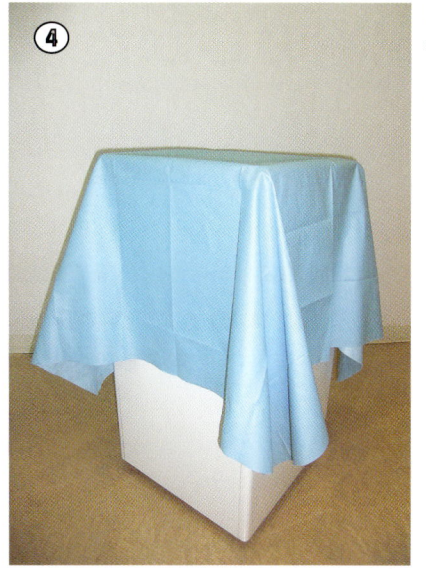

④

【ステップ4】
器材台を覆うように覆布を広げました。

滅菌のできない機器・器具への対処

　外科処置に使用するものには、滅菌できない機器も多く存在します。代表的なものは、タービンやエンジン、サクションチューブのホース、ライトのハンドルが挙げられます。これらには滅菌されたものでカバーをすることで対応します。

　筆者の歯科医院では、サクションチューブなどのホースにはサニスリーブなどのホースカバーを使用し、ライトのハンドルには滅菌したアルミホイルを巻きつけることで対応しています。

● サクションチューブなどのホースには、滅菌されたホースカバーを装着する

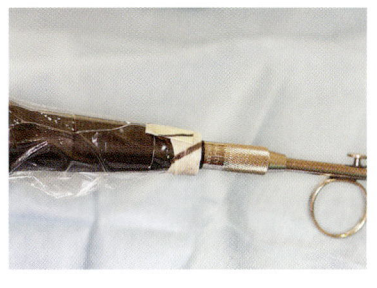

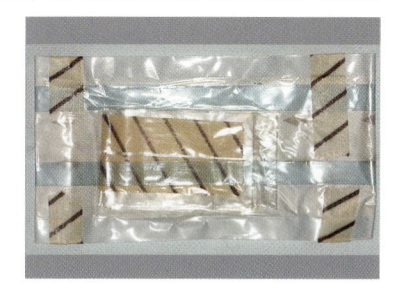

サクションチューブなどのホースには、サニスリーブなどの滅菌されたホースカバーを装着します。

● 滅菌不可なライトのハンドルには、滅菌されたアルミホイルを巻きつける

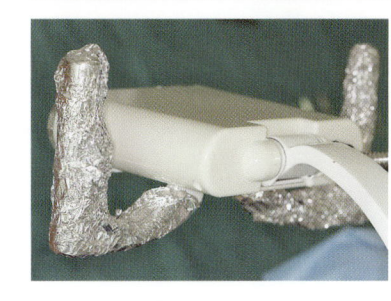

ライトの調節を歯科医師・歯科衛生士の双方が行えるよう、滅菌したアルミホイルをハンドルに巻きつけます。ハンドルすべてをぐるりと覆い、不潔域に手が触れることがないようにします。

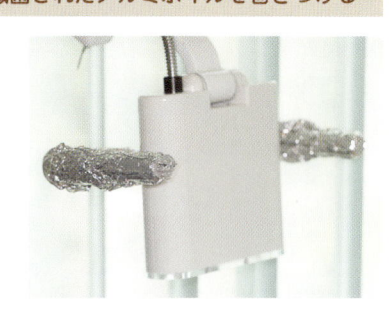

筆者の歯科医院ではライトを2つ使用しているため、使用するライトのハンドルすべてに滅菌済みアルミホイルを巻きつけます。滅菌済みアルミホイルは、予備を含めて6枚を1セットとして準備しています。

器具の配置のしかた

滅菌済みの器具の準備のしかた

器材台の上を覆布で覆ったら、器具を準備していきます。手術で使用する器具は、すべて滅菌されたものを使用します。

器具の準備のしかたとしては、

①不潔域担当者が滅菌袋を開封し、清潔域担当者が1つ1つ受け取って配置する方法
②不潔域担当者が、覆布の上に器具を軽く落とすようにして置き、清潔域担当者が配置する方法

があります。

覆布の受け渡し時と同様に、不潔域担当者が清潔域を触らないようにするのはもちろんですが、手術に使用する器具は繊細なものが多いため、粗雑に扱わないように注意します。

● 不潔域担当者が滅菌袋を開封し、清潔域担当者が1つずつ器具を受け取る方法

清潔域担当者は、不潔域を触らないように注意しながら、滅菌された器具を受け取ります。

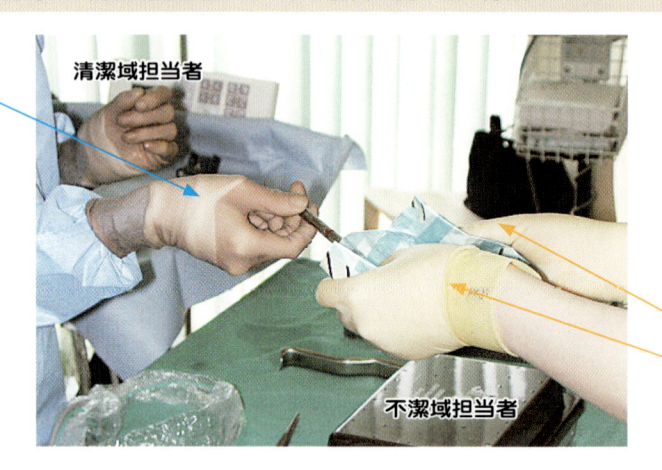

不潔域担当者は、内側に触れないように滅菌パックを開封します。また、清潔域担当者に触れないようにします。

● 不潔域担当者が、覆布の上に器具を軽く落としていく方法

器材台の端付近に落とすと、器具が落下する可能性があります。

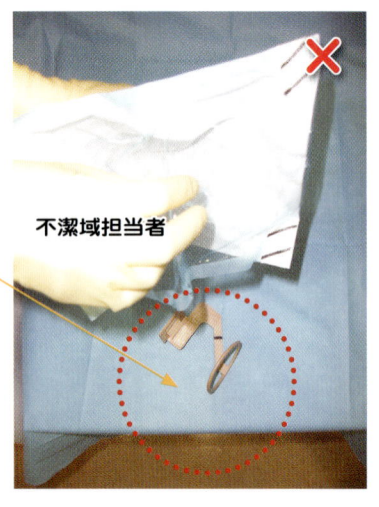

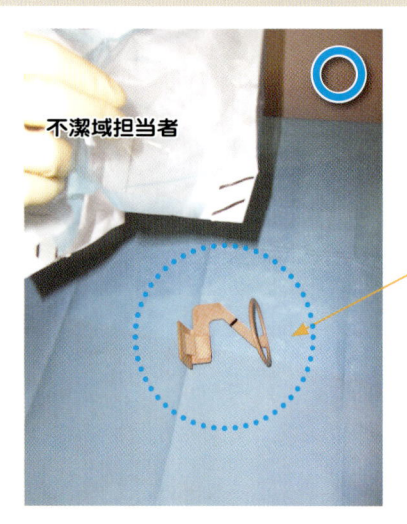

なるべく器材台の中央付近に軽く落とすようにしましょう。

器具を覆布のかかった器材台の上に落とす際は、器材台から器具が落下しないように注意しながら、なるべく器材台の中央付近に軽く落とすようにします。

第2章　手術環境と器材の整備

筆者の歯科医院での器具・器材の配置例

筆者の歯科医院には特別な手術室はありません。空気清浄機つきの診療室でインプラント手術などを行っています。

下の写真は、器具・器材の配置前の状態と、手術直前の器具・器材が配置された状態を示しています。手術時には、ユニット、ライト、器材台などはすべて消毒され、覆布を敷き、清潔域としています。

滅菌済み器具は、すべて清潔域に配置します。器具を配置する際は、歯科医師・歯科衛生士それぞれが使用する器具を手に取りやすいように配置することがポイントです。

● 診療室での器具・器材配置の一例（筆者の歯科医院の場合）　上：配置前　下：配置後

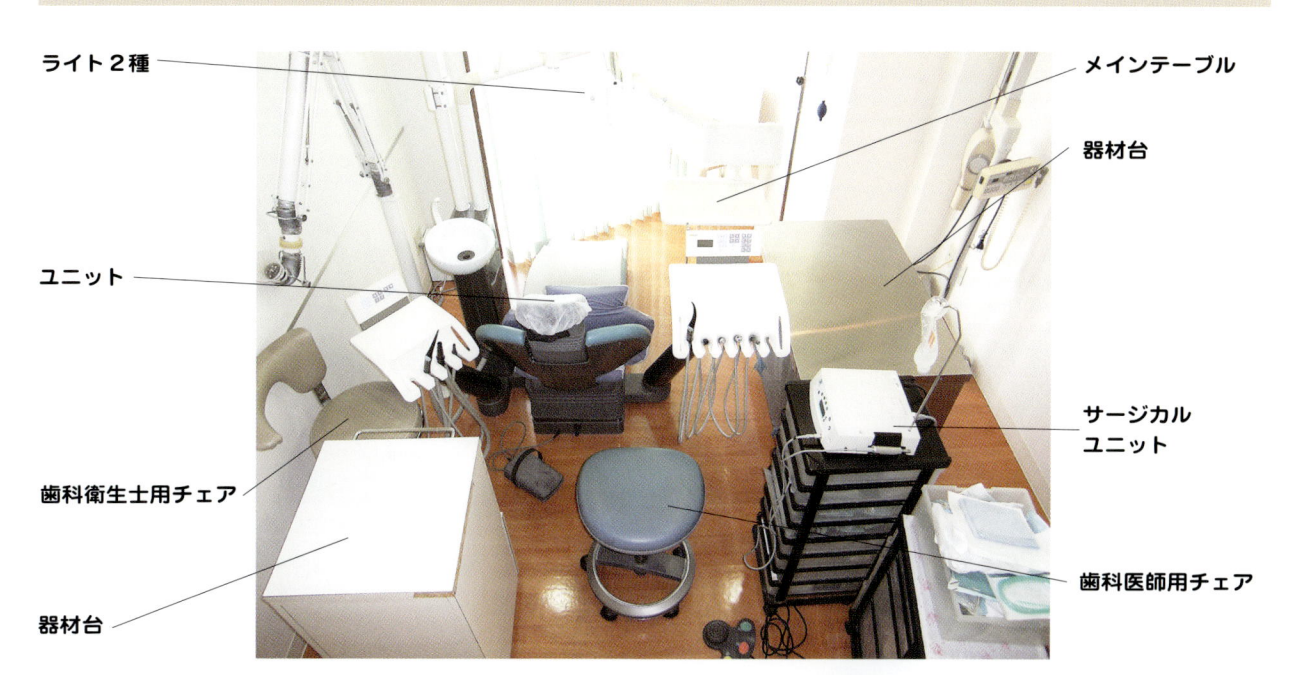

- ライト2種
- ユニット
- 歯科衛生士用チェア
- 器材台
- メインテーブル
- 器材台
- サージカルユニット
- 歯科医師用チェア

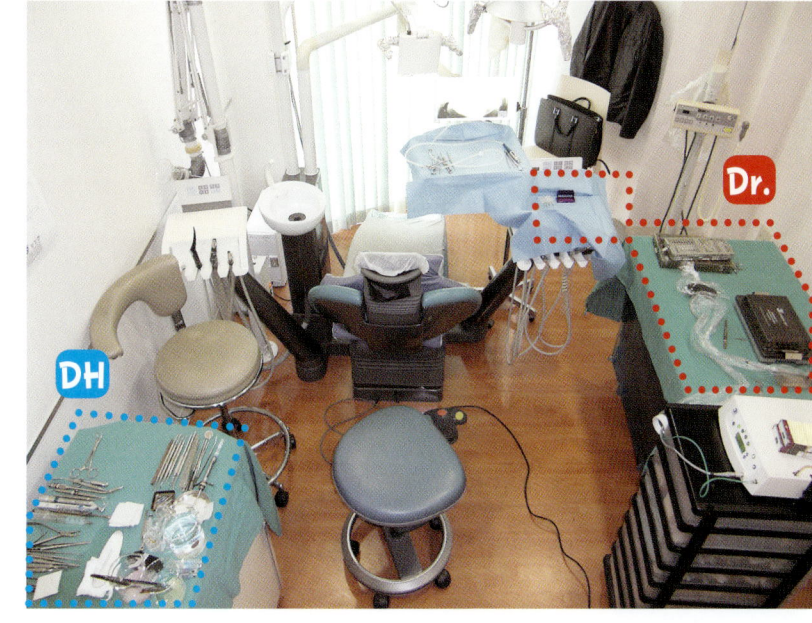

歯科医師自身が使用する器具を配置します。筆者の歯科医院では、歯科医師が使用するバーは受け渡しを行わないため、歯科医師側に準備しておきます。

歯科衛生士が主に使用する、もしくは手術のタイミングに合わせてメインテーブルに出していく器具を、わかりやすく配置します。

45

これでバッチリ！　インプラント治療のアシスタントワーク　上巻

● 各テーブルに配置してある器具（筆者の歯科医院の場合）

Dr. 筆者の歯科医院では、歯科医師が使用するバーは手術中に受け渡しを行わないため、歯科医師側に準備します。写真は倍速コントラにセットして使用するバーです。

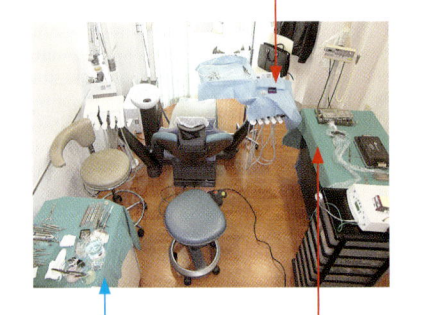

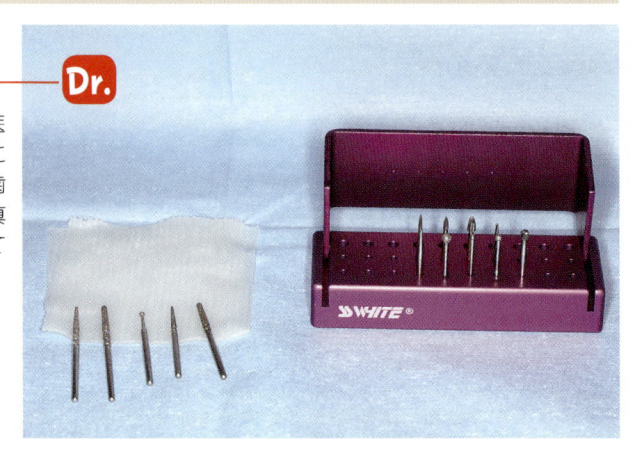

Dr. インプラント埋入窩を形成するために使用するドリルとハンドピース。ハンドピースのコードは滅菌済みホースカバーで覆われています。

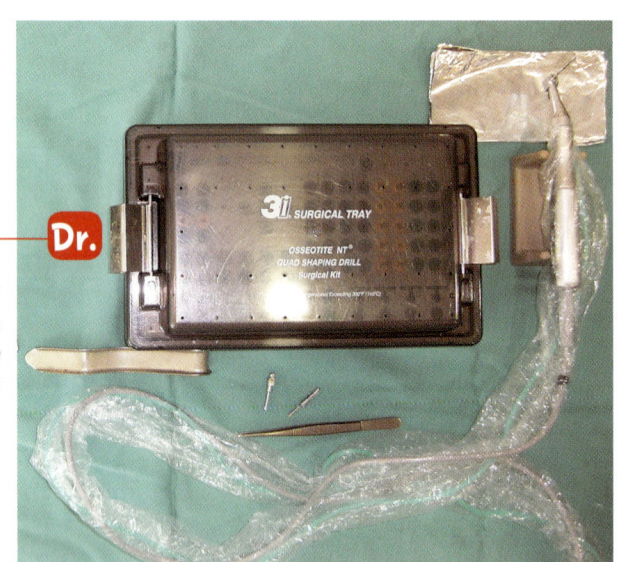

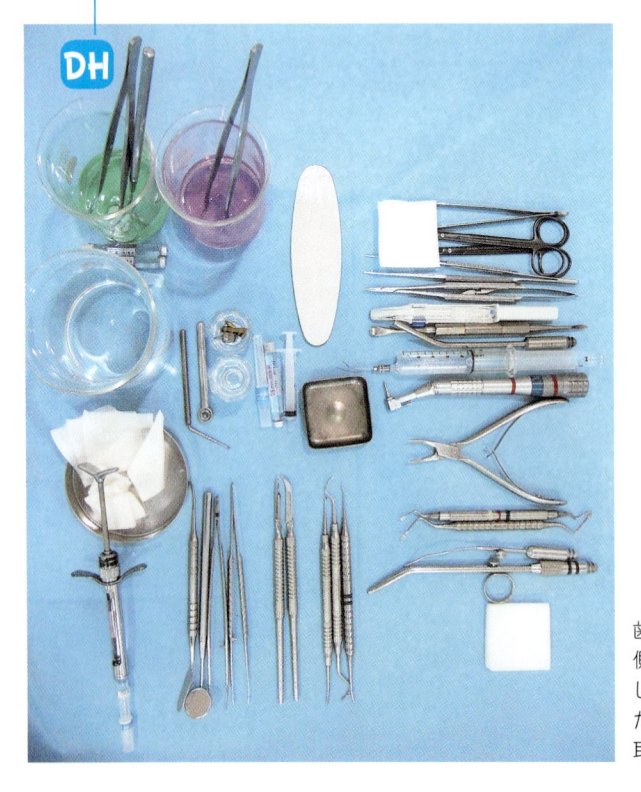

【器具配置のポイント】
・使用する順番に整理整頓して配置する。
・不潔域に触れないように十分に注意する。

歯科医師自身が使用する器具・器材以外はすべてアシスタント側に準備します。手術アシスタントは、歯科医師の手技が中断しないよう、メインテーブル上の器具を順次交換します。そのため、使用する順番に配置しておき、必要な器具をすぐに手に取れるようにしておきます。

インプラント手術に使用する器具

インプラント手術では、一般の歯周外科に用いる器具に加えて、インプラント手術に特化した器具を組み合わせて使用します。

器具の準備で大切なことは、必要な器具を過不足なく準備することです。各々の手術で使用する器具を理解し、術中に手技が中断することのないようにします。

● 切開・剥離・縫合の基本セット（5-D Japan Perio Kit）

筆者の歯科医院で主に使用している切開・剥離・縫合の基本セットの5-D Japan Perio Kit。この基本セットに加えて、インプラント手術に特化した器具を準備します。

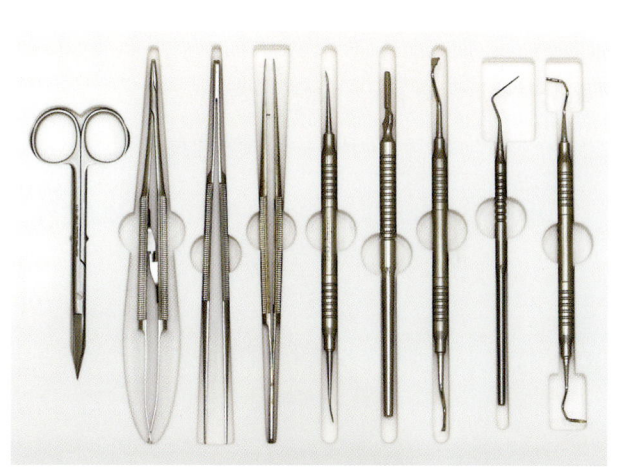

一次手術・二次手術ともに使用する器具

● 口腔内クリーニングセット

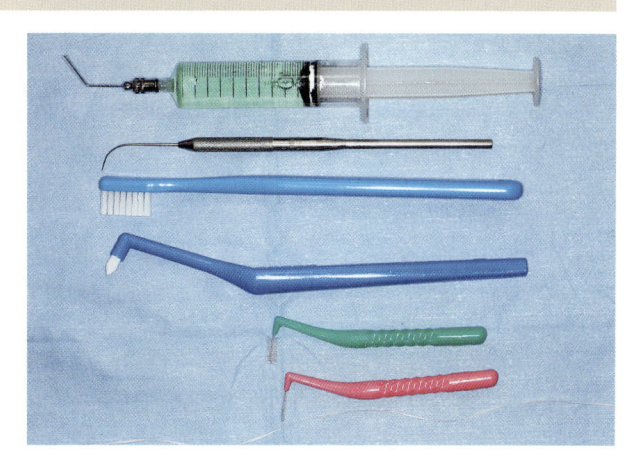

術前の口腔内クリーニング時には、歯ブラシ、歯間ブラシ・デンタルフロス、超音波スケーラー、キュレット、エキスプローラーなどを使用します。

47

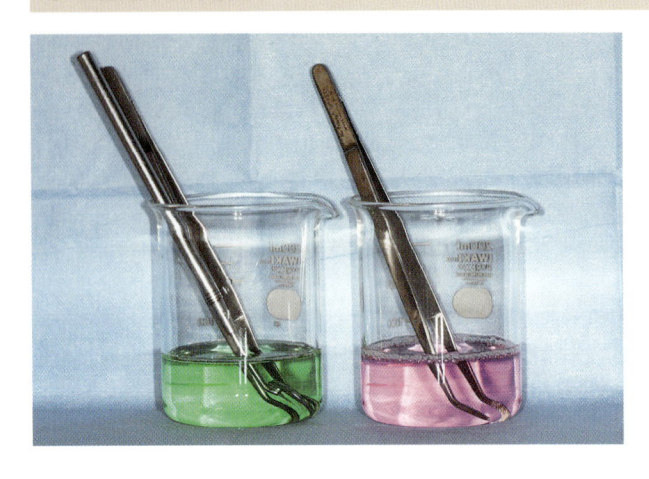

● 口腔内外の消毒液

口腔内外の消毒に使用される消毒薬には、さまざまな種類があります。患者さんのアレルギーの有無を確認し、歯科医師の指示のもとに使用する消毒薬を準備します。筆者の歯科医院では、主に口腔外用にヒビテン（右：5％クロルヘキシジングルコン酸塩）、口腔内用にネオステリグリーン（左：塩化ベンゼトニウム）を使用しています。

● 患者さんにかける穴あき覆布と覆布鉗子

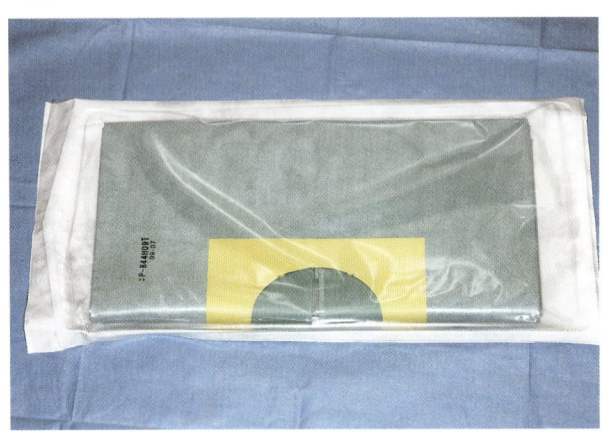

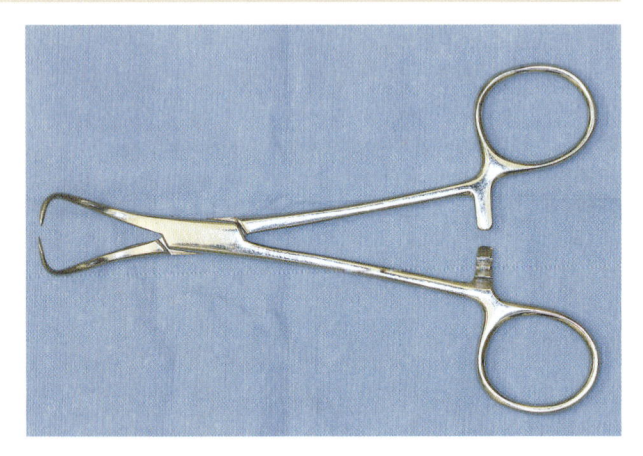

滅菌された穴あき覆布は、患者さんの顔を覆うために用います。覆布は覆布鉗子でまとめます。

● 麻酔関連（歯科用ディスポーザブル注射針／麻酔カートリッジ）

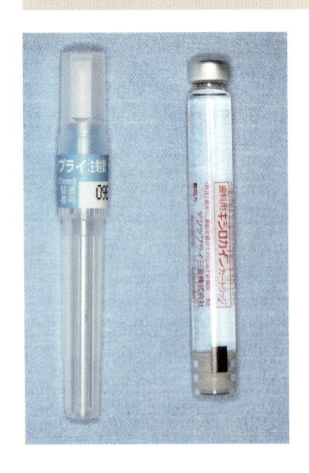

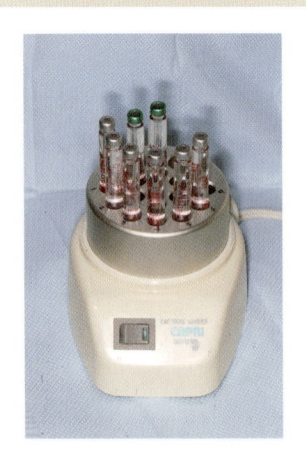

歯科用注射針　歯科用ディスポーザブル針には、太さが25、27、30、31、33ゲージがあり、数字が大きくなるほど針径が小さくなります。長さには、ショート（S）、ロング（L）、エクストラショート（ES）の3種類があります。使用する針の種類を確認し、準備するようにします。麻酔をする部位が変わる際や、針が骨面にあたり変形した場合には、すぐに浸麻針を交換します。筆者の歯科医院では、30G Shortを使用しています。
歯科用キシロカイン® カートリッジ　局所麻酔薬として、塩酸リドカイン（2％）、血管収縮約としてエピネフリン0.0125mg（1/8万mg/ml）が含有されています。使用した本数を確認できるようにしておきます。

● 口腔内診査用ミラー

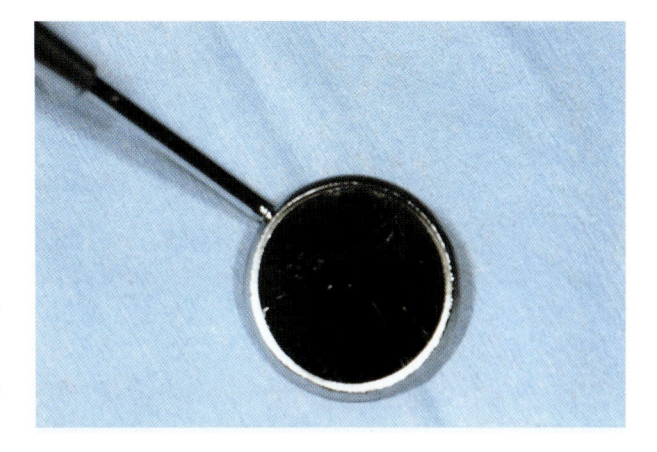

ミラーは基本セットの1つとして、歯科医師・歯科衛生士ともに高頻度で用います。血液で汚れやすいことから、常にくもりのないものを準備しておきます。歯科医師用、歯科衛生士用でそれぞれ準備します。ミラー視で用いるほか、術部の照明、粘膜の排除にも用います。

● プローブ（5-D Japan プローブ）

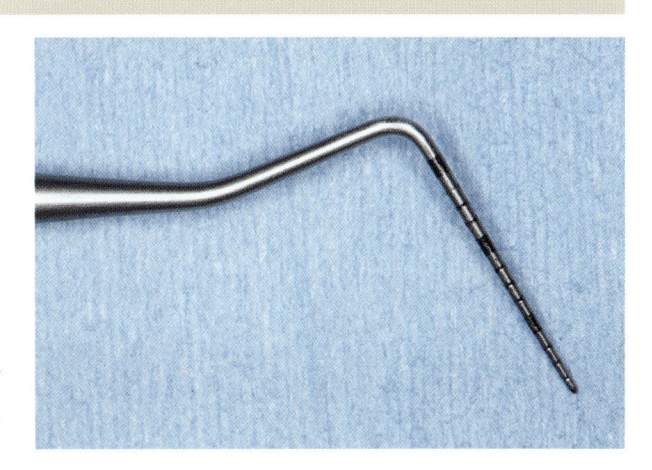

ポケットの計測以外にも、手術中に骨欠損のサイズやインプラント埋入深度、将来のマージンからインプラントまでの距離の計測などに使用します。

● 外科用サクションチューブ

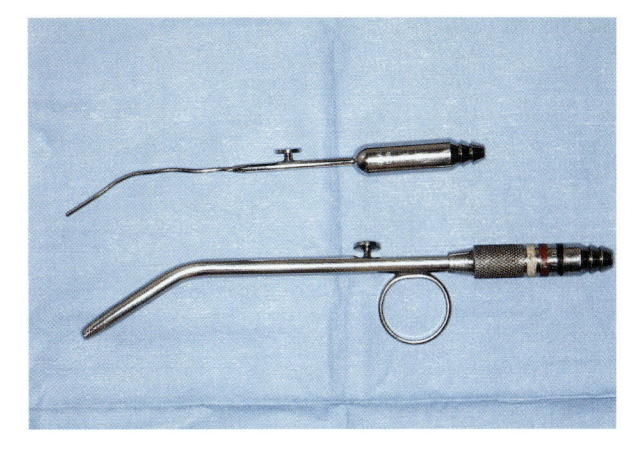

状況により先の太いもの・細いものを使い分けて使用します。また、チタン製のサクションチューブも用意します（55ページ参照）。

● フォーセップス（5-D Japan フォーセップス2種）

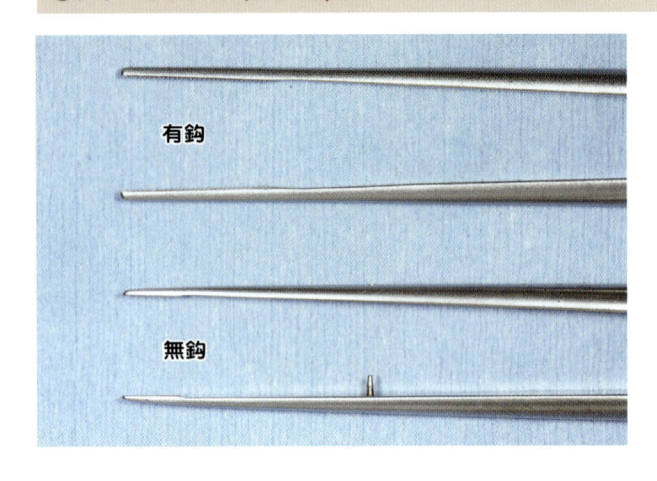

状況に応じて、フォーセップスは有鉤・無鉤を使い分けます。また、チタン製のフォーセップスも用意します（55ページ参照）。

● ディスポーザブルブレード（12d、15c、マイクロブレード）

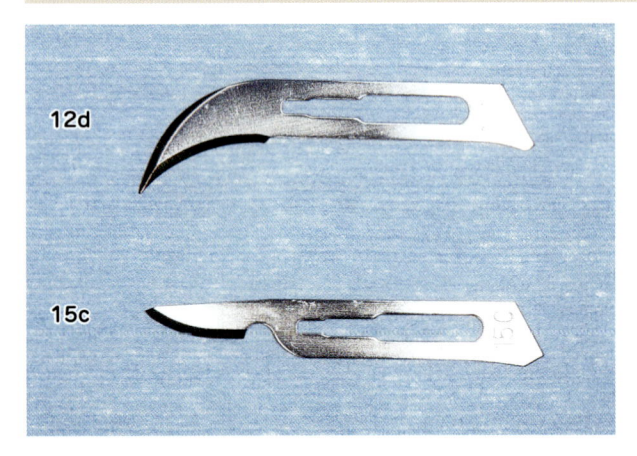

12d 歯の遠心を切開する際に使用しやすいブレードです。15cでは届かない部位へ違う角度からアプローチできます。

15c 片刃。歯周外科に多用します。15に比べ先が小さく、ほぼすべての部位で使用します。連続的ななめらかな切開線を設定することができます。口腔内切開の第一選択です。

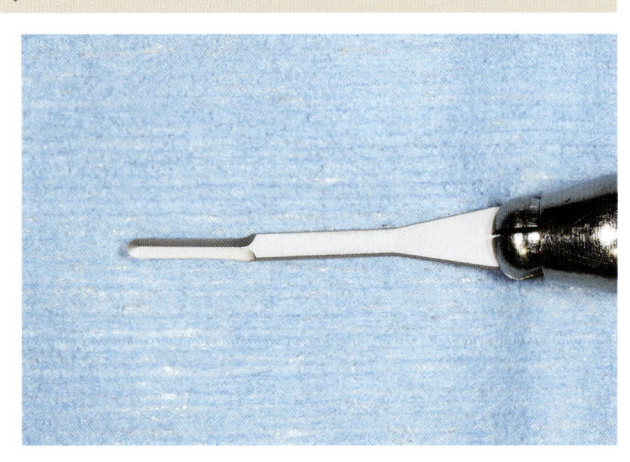

マイクロブレード 歯肉溝内切開や、歯周組織再生療法、歯周形成外科に使用します（写真はマイクロ剥離子 CK-Ⅱ／ヨシダ）。

【器具準備時のポイント】
ブレード、ブレードホルダーはさまざまな種類があるため、口唇や組織を傷つけないようなものを選択して準備しましょう。

ブレードの幅よりも、ブレードホルダーの幅が広い組み合わせの例。このような状態であれば、組織を傷つけることはありません（写真左：5-D Japan ブレードホルダー）。

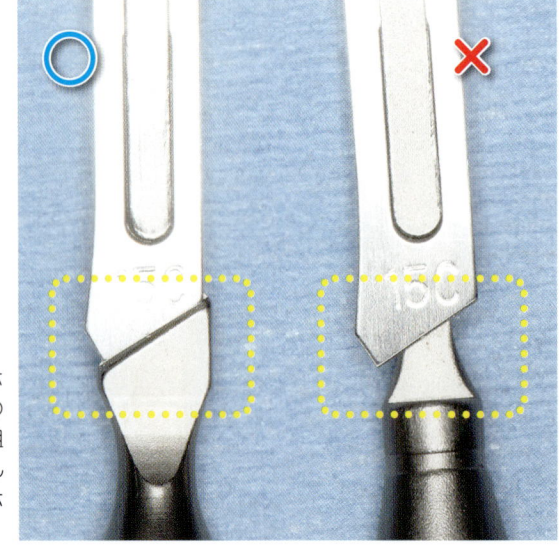

ブレードがブレードホルダーよりも大きいと、ブレードの角で組織を傷つける可能性があります。

● バックアクションチゼル（5-D Japan チゼル）

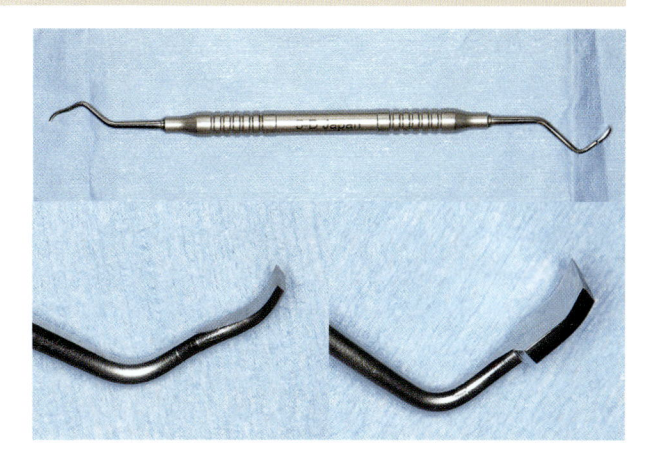

根面のデブライドメント、歯槽骨面上の軟組織の除去などに使用します。フラップを剥離する際に、剥離子として使用したり、自家骨の採取に使用することもできます。

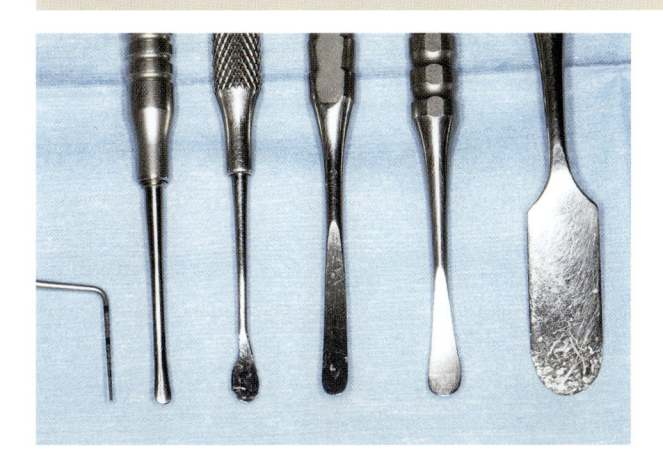

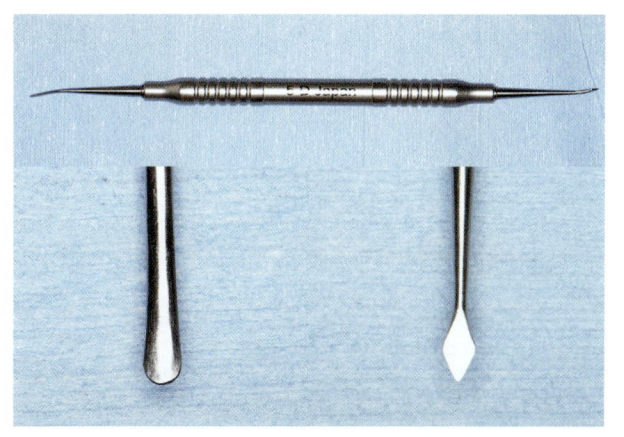

● 剥離子

剥離子にはさまざまな大きさ、形態があり、状況に応じて使い分けます。たとえば右の写真の 5-D Japan 剥離子は、先端が小さく、歯肉を損傷することなく剥離することができます。また、チタン製の剥離子も用意します（55 ページ参照）。

● キドニーシェイプナイフ／スピアーシェイプナイフ

キドニーシェイプナイフ　口蓋側から結合組織を採取する際に使用する場合があります。

5-D Japan スピアーシェイプナイフ　15c や 12d のディスポーザブルブレードでは届かない部位の切開や、エンベロップ（下巻 36 ページ参照）にてフラップを形成する際に使用します。

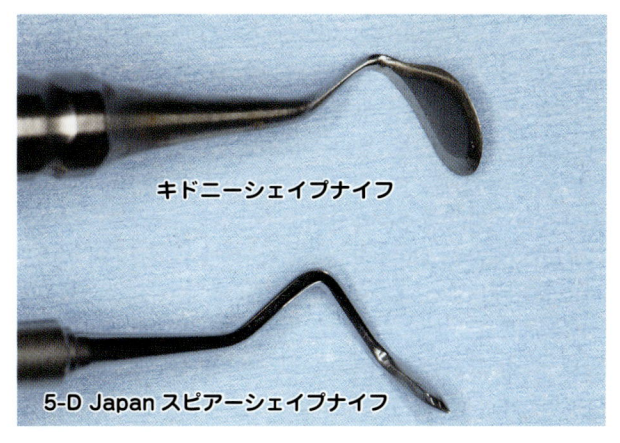

ブレード・剥離子としても使用できます。歯肉弁根尖側移動術（apically positioned flap：APF）の際に使用することが多い器具です。distal wedge の際にも有効な器具です。

51

● 鋭匙

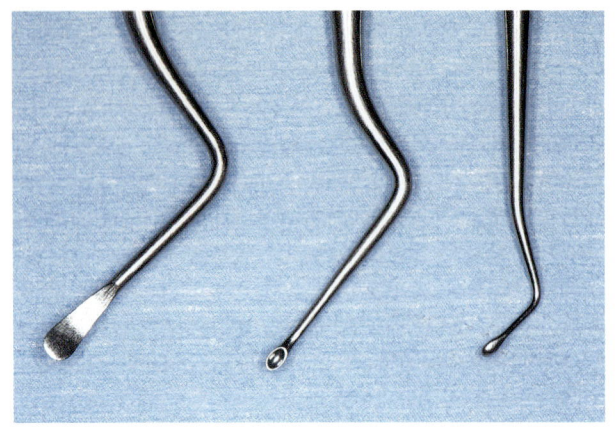

さまざまな大きさがあるため、抜歯窩や骨欠損の大きさによって使い分けます。

● マイクロシザーズ

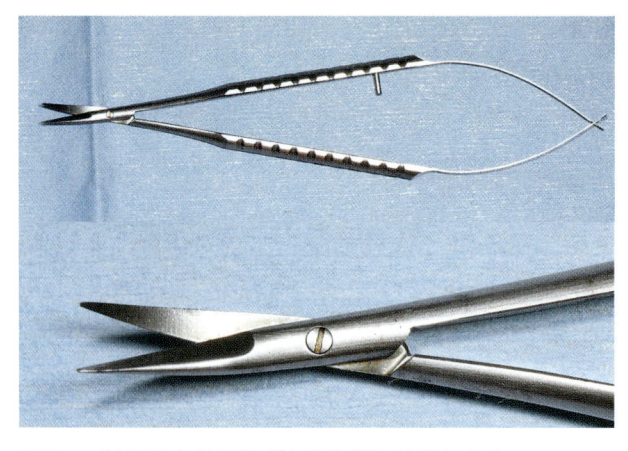

フラップ内面のトリミングを行う際に使用します。

● 2710バー

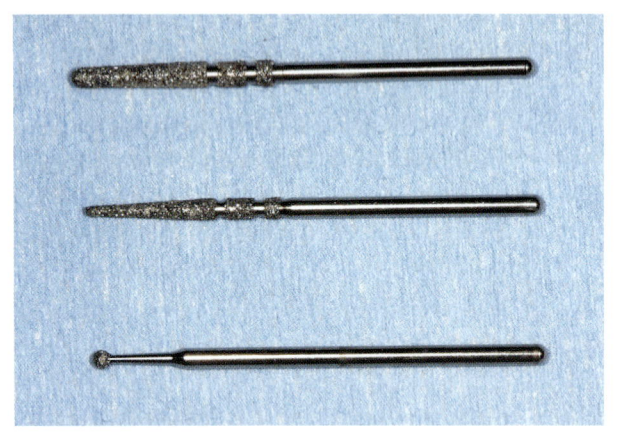

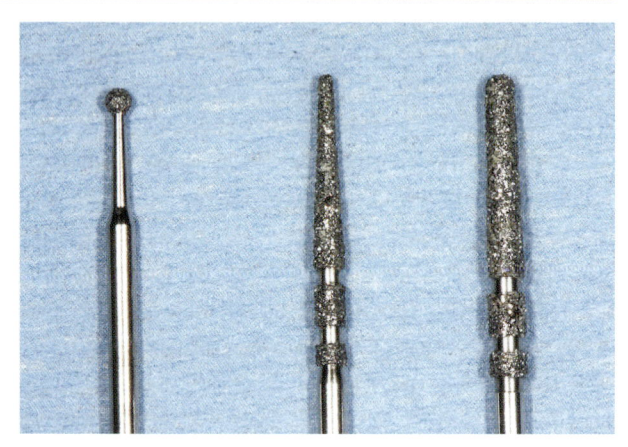

5-D Japanの船登彰芳先生が考案されたロングシャンクのダイヤモンドバーです。

● ロータリーインスツルメント（5-D Japan Osseous Surgery Kit）

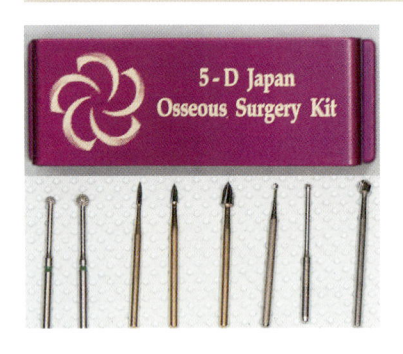

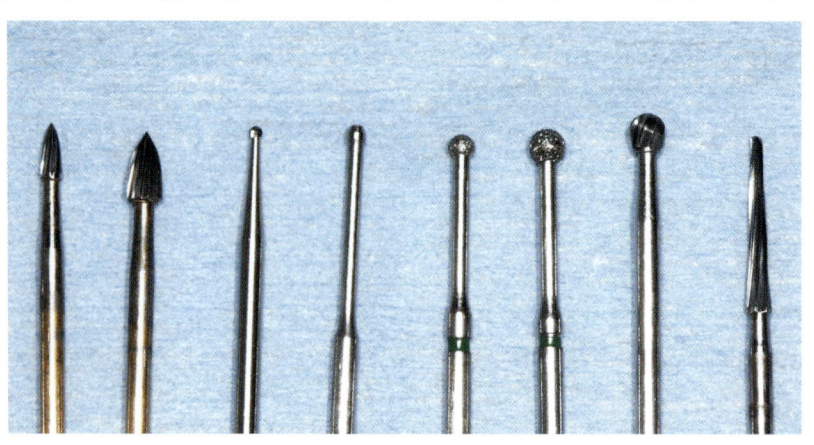

骨整形、根面のデブライドメントなどに使用します。写真の5-D Japan Osseous Surgery Kitは、大きさ・形態の異なるラウンドバー、ニューマイヤーバー、穿孔用のラウンドバーがセットになっています。

● ハンドピース

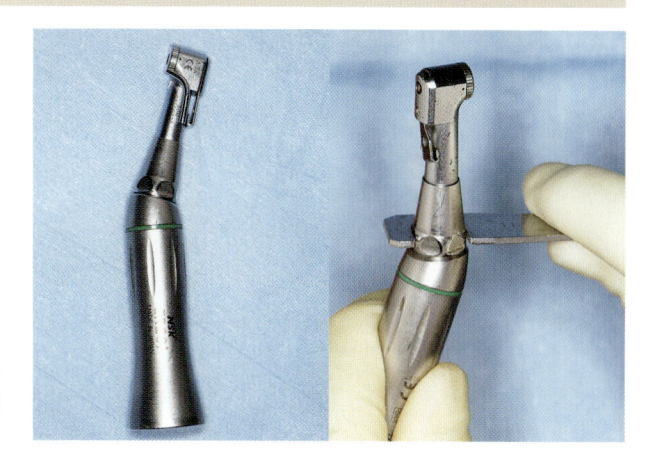

エンジンにセットして使用します。分解できるタイプの場合は、使用前にレンチを使用してゆるみがないかどうか、確認します。

● ロンジャー（破骨鉗子）

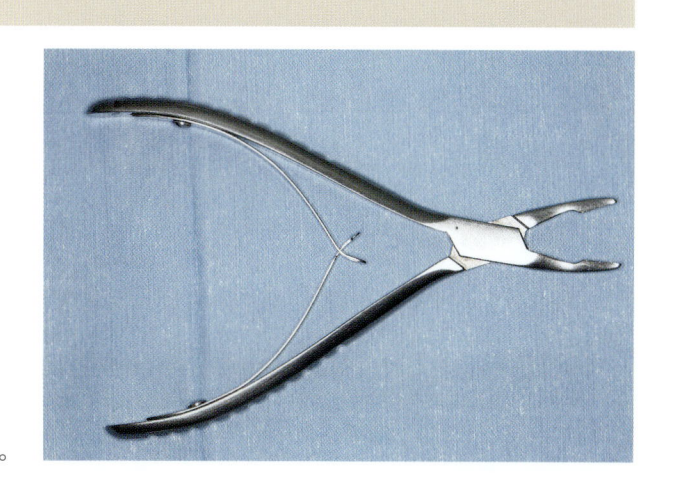

肉芽組織、骨片の除去などに使用します。

● ガーゼ

生理食塩水で湿らせたガーゼを使用します。繊維が出ないように、切れ端を内側に折り曲げておきます。
ガーゼを使用する利点として、
- ・広い範囲の血液の吸引ができる（血液下の組織の状態が確認しやすくなる）
- ・骨移植材やメンブレンの誤吸引を防ぐ

などが挙げられます。
筆者は、さまざまなシチュエーションに対応できるように、前もって写真のようにガーゼを折り、準備しています。

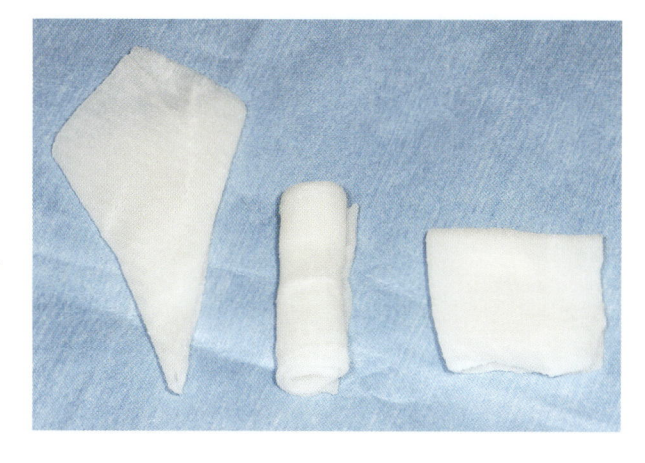

● 縫合糸

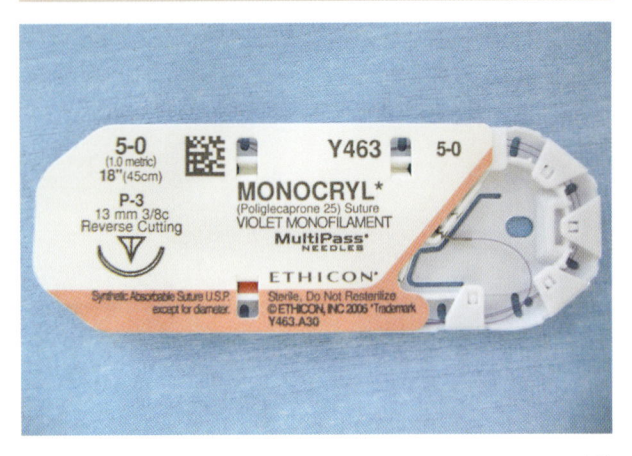

縫合糸は、サイズ、吸収性か非吸収性か、モノフィラメント（単糸）かマルチフィラメント（複糸）かなど、目的に応じて選択されます。

● 持針器

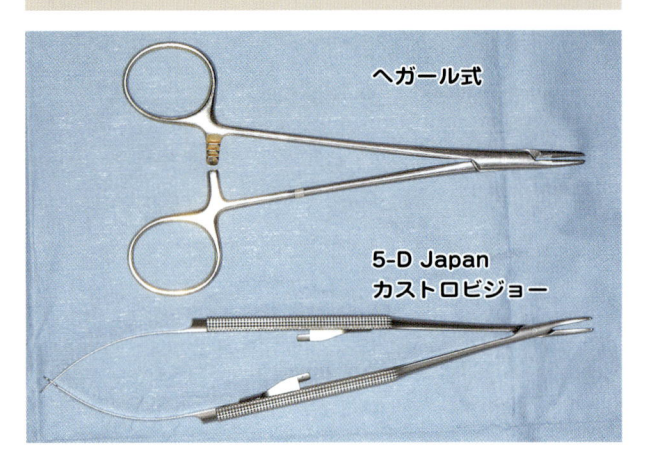

歯周外科処置・インプラント外科処置では、繊細な縫合をするため、5-D Japan カストロビジョー（下）を使用します。カストロビジョーは先端が繊細なため、5-0よりも細い針を把持するようにします。大きく太い針を使用する際には、ヘガール式（上）やマチウ式を使用します。

● 歯肉剪刀（5-D Japan 歯肉剪刀）

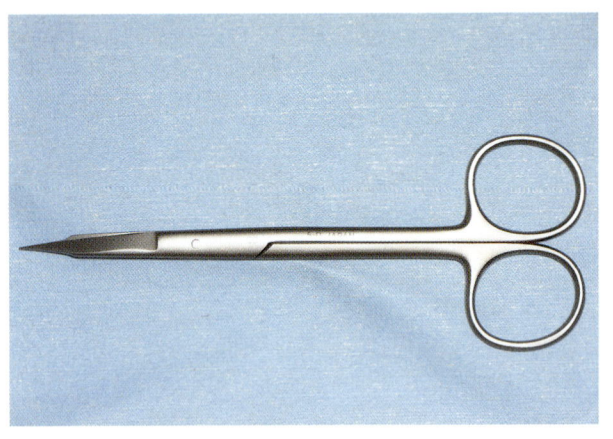

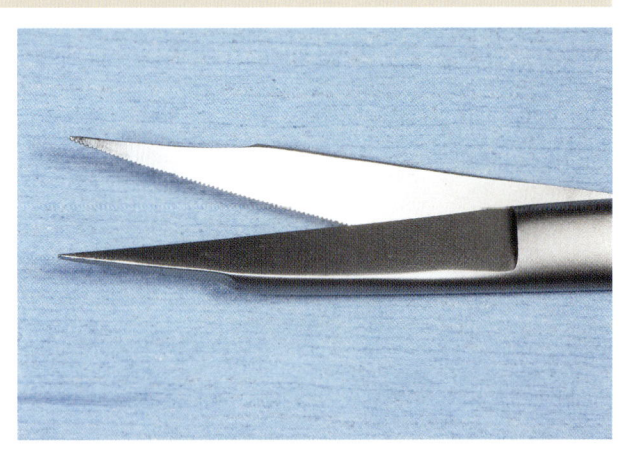

剪刀は縫合糸や軟組織を調整するのに使用します。5-D Japan 歯肉剪刀にはすべり止めが付与されています。

● 口腔内撮影用ミラー

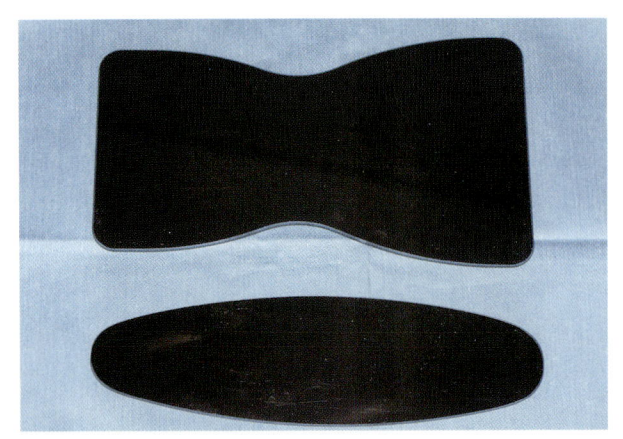

手術中の口腔内写真撮影用に使用します。また、平行性の確認などにも使用します。

● 生理食塩水

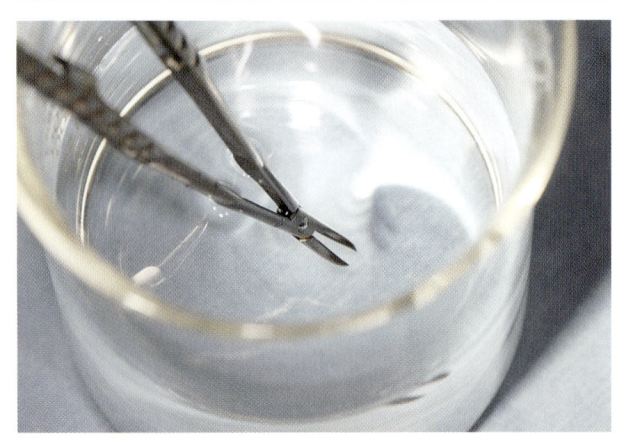

ビーカーに生理食塩水を入れておきます。手術中に付着した血液などを洗浄する際に使用します。

一次手術時に使用する器具

● インプラント

現在、多くのインプラントシステムが存在します。筆者の歯科医院では、BIOMET 3i インプラントシステムを使用しています。手術の際に不足がないように、術前にサイズ・本数の確認を歯科医師に行い、注文しておきます。また、手術予定部位1ヵ所に対して、2本程度、長さ・太さを変えて予備を準備しています。手術終了後、予備は返却します（メーカーによっては不可能な場合があります）。

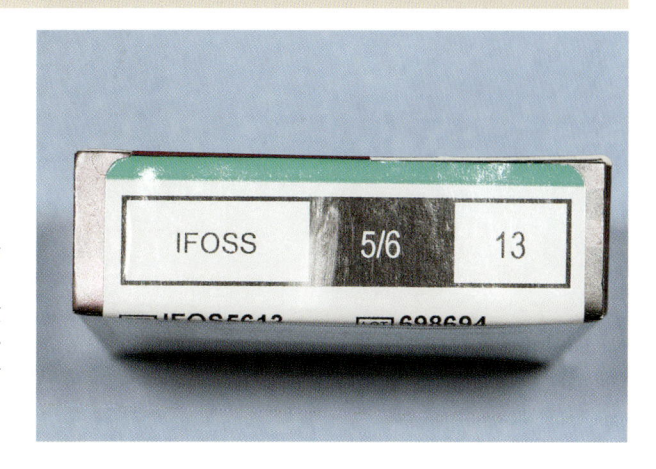

● インプラント用サージカルキット

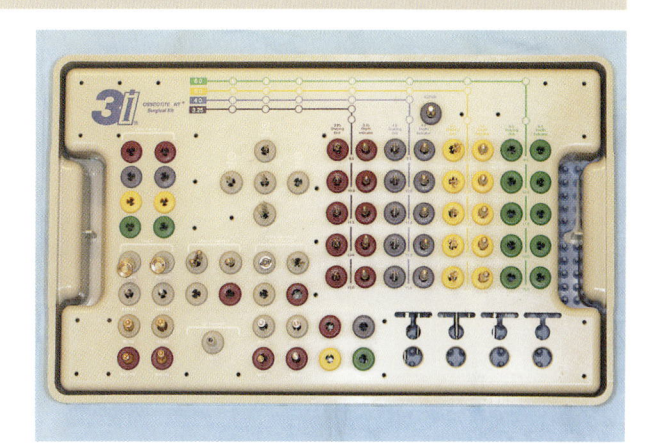

写真は、BIOMET 3i インプラントを埋入する際に使用するドリルセットです。使用するインプラントシステムで必要なものを用意します。

● 剥離子／フォーセップス／サクションチューブ／シャーレ（すべてチタン製）

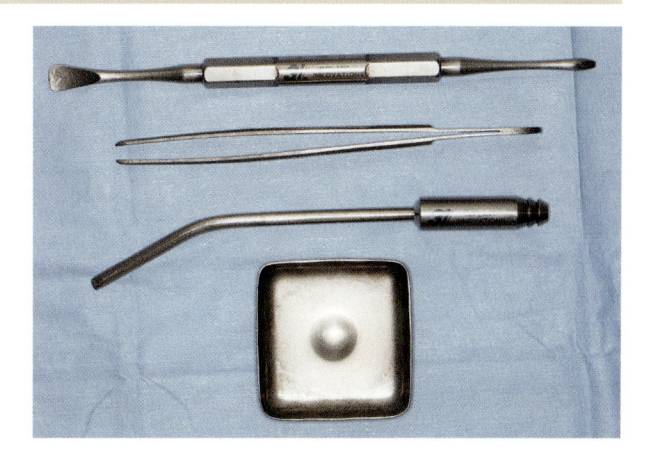

インプラントに触れる可能性がある処置で使用する器具は、チタン製のものを使用します。他の金属が触れることによる、チタン表面の汚染を防ぐためです。

● インプラントデプスゲージ

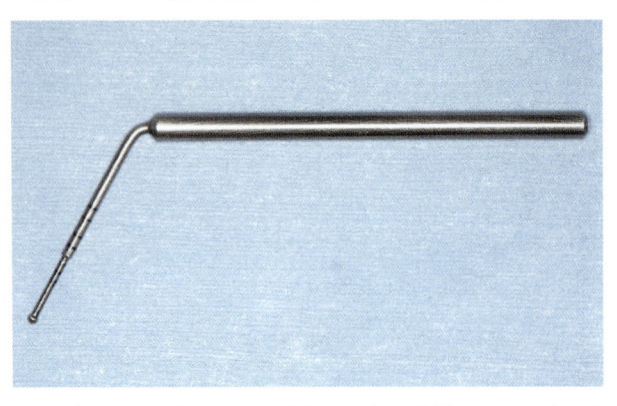

インプラントを埋入する形成窩の深度の計測に用います。また、触診などにも使用します。

● ラチェットレンチ／ラチェットエクステンション

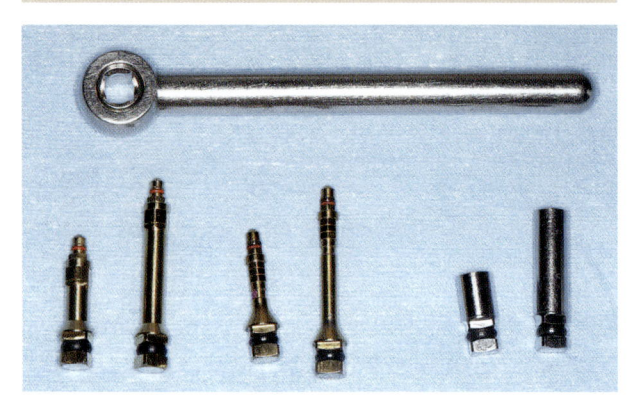

インプラントの埋入深度を微調整する際に使用します。

GBRなど再生治療を同時に行うときに使用する器具

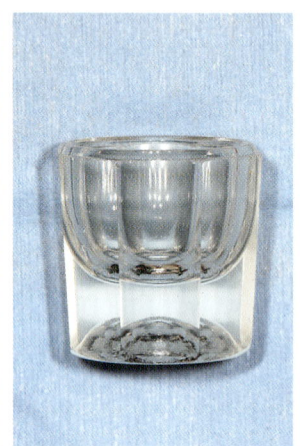

● ボーンスクレイパー／ディスポーザブルシリンジ／ダッペングラス

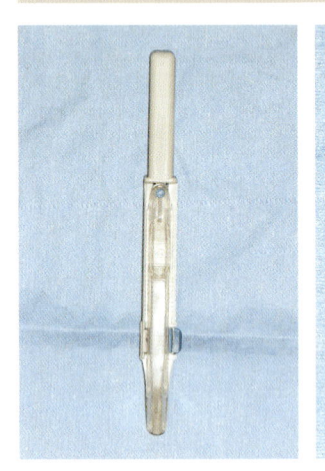

ボーンスクレイパー 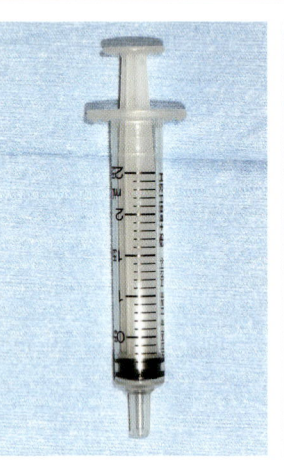　ディスポーザブルシリンジ　ダッペングラス

ボーンスクレイパー　自家骨を採取する際に使用します（写真はSoft Scraper Twist／インプラテックス）。
ディスポーザブルシリンジ　歯肉剥離時・減張切開時などで、血液を採取する際に使用します。
ダッペングラス　採取した自家骨と血液を入れて混和・保管する際に使用します。

● 骨移植材、抗生物質など

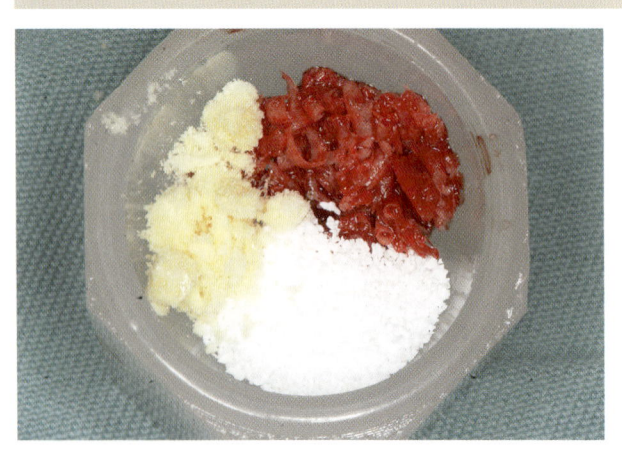

GBR時に使用する骨移植材です。歯科医師の指示のもと準備します。

第2章　手術環境と器材の整備

● チタンメッシュ／プライヤー／金冠鋏／ストレートのフォーセップス／スクリューセット

GBR時に移植された自家骨などを保持するために使用するチタン製のメッシュと固定用スクリューです。①Le Forte Jeil Ti メッシュ 50mm × 37mm ×厚さ0.1mm（プロ・シード）、②メッシュベンディングプライヤー（プロ・シード）、③ Le Forte Jeil Ti オートスクリュー（プロ・シード）。

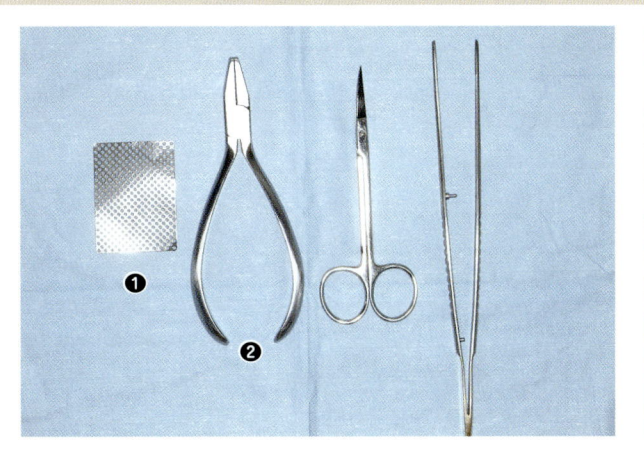

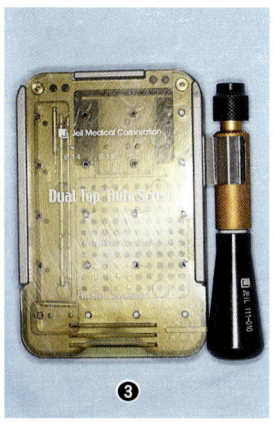

● 各種メンブレン

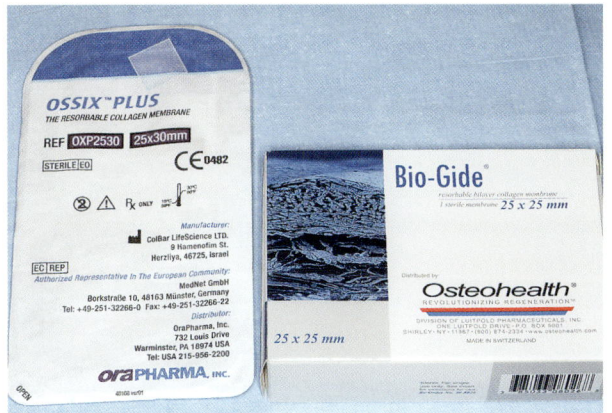

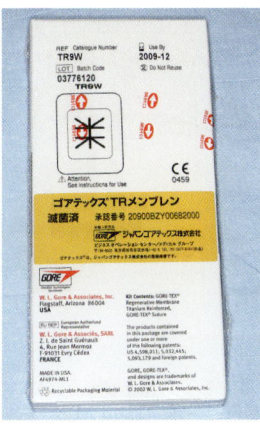

吸収性メンブレン

非吸収性メンブレン

吸収性と非吸収性のものがあります。歯科医師の指示に従い準備します。

二次手術時に使用する器具

● ディスポーザブルブレード（15c・12d）

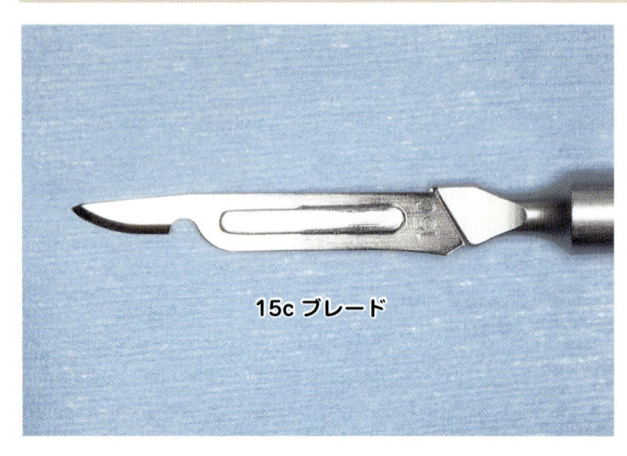

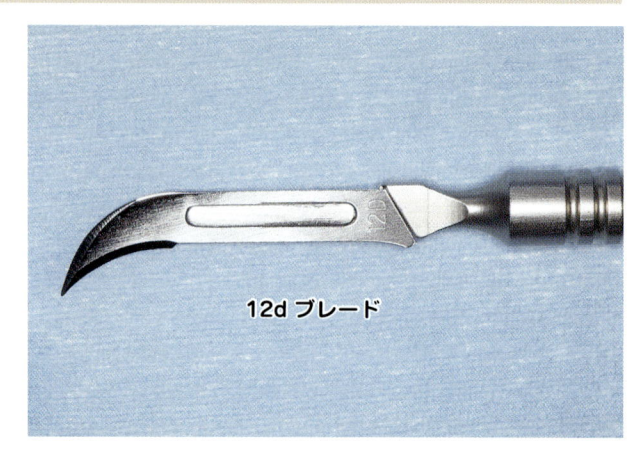

15c ブレード

12d ブレード

二次手術時では、手術内容により必要な本数が変わってきます。軟組織の移植を行う場合は、トリミング用のブレードが必要になるので、よく切れるブレードにすぐ交換できるようにしておきます。

● スピアーシェイプナイフ（オルバンナイフ）

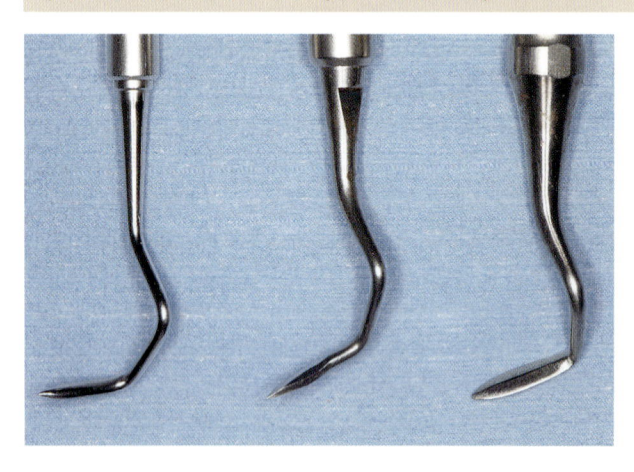

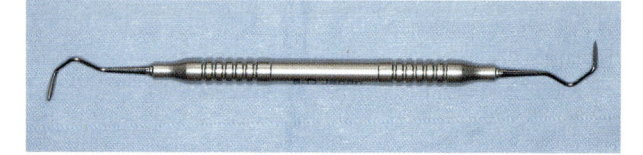

15c や 12d のディスポーザブルブレードでは届かない部位の切開や、エンベロップ（下巻 36 ページ参照）にてフラップを形成する際に使用します。

● 有鈎フォーセップス

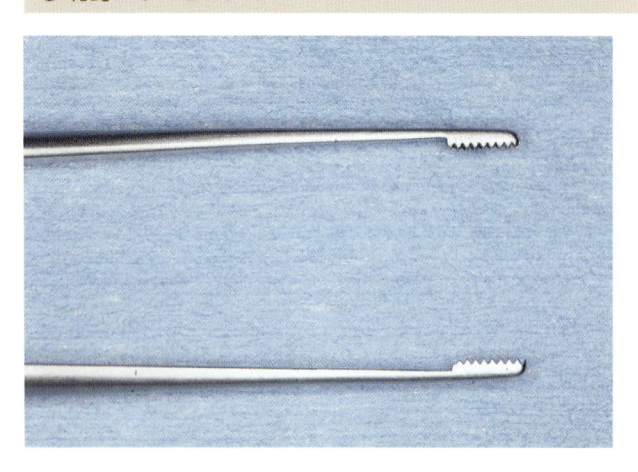

二次手術時では主に軟組織のマネジメントを行うことが多いため、組織をしっかりと把持することができる有鈎フォーセップスを準備します。

● ティッシュー・ニッパー

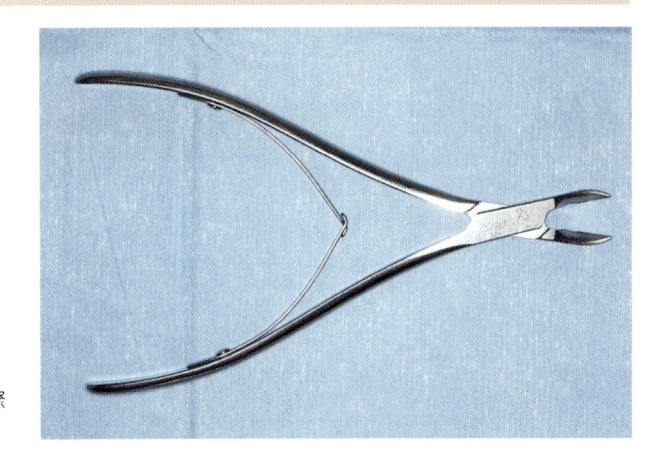

フラップの内面や骨膜床など、軟組織表面の形態を整える際に使用します。

● エキスプローラー／キュレット

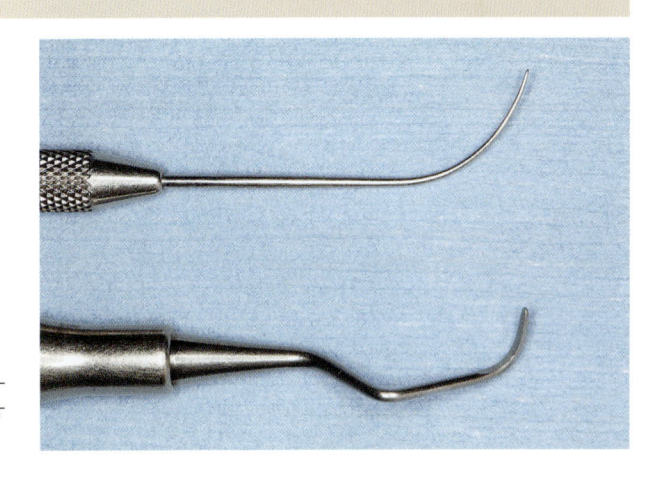

カバースクリュー上の軟組織を除去したり、カバースクリューのヘクス（ねじ穴）部に入り込んだ軟組織・硬組織を除去する際に使用します。

● ボーン・プロファイラー／ガイドピン

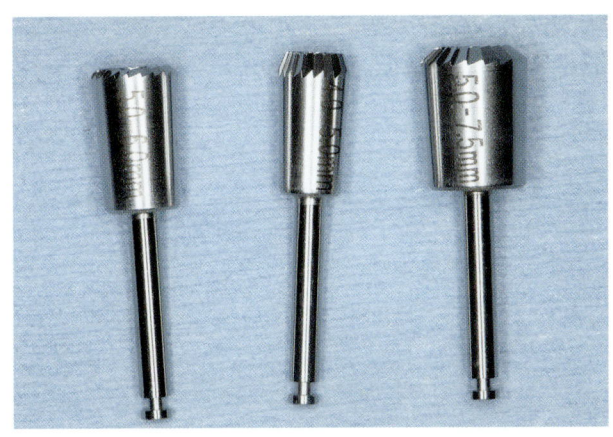

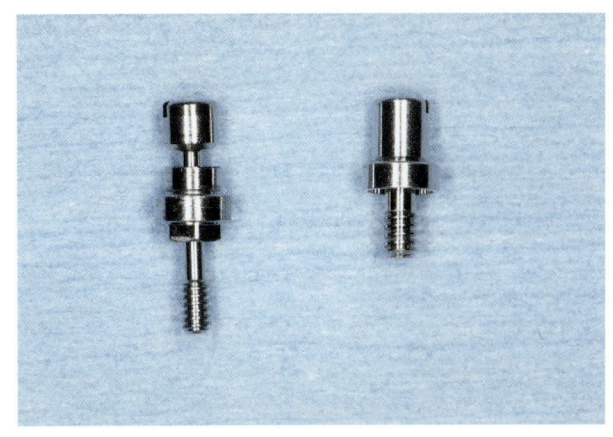

インプラントのプラットホーム（インプラントの上部）を傷つけることなく、インプラント周囲の骨をアバットメントに合わせて切削することができます。筆者の歯科医院ではBIOMET 3iインプラントシステムを使用しています。

● プラスチックスケーラー

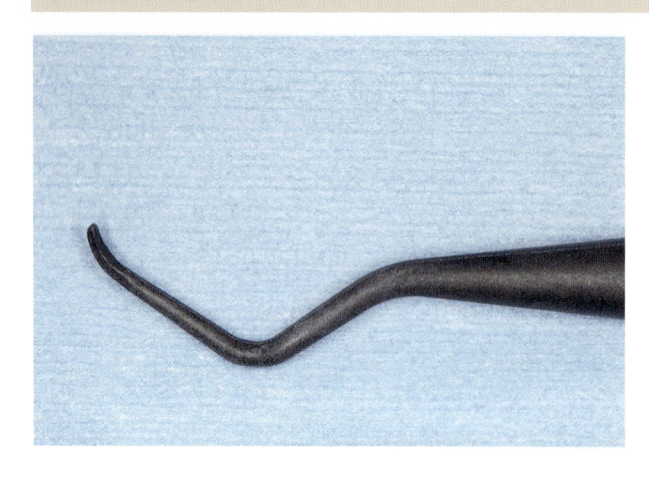

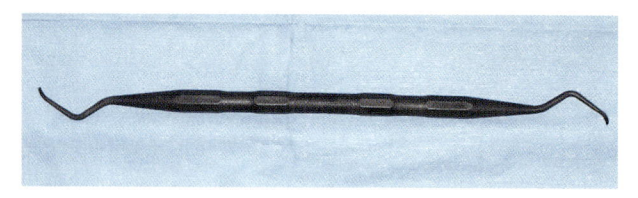

インプラントのシーティングサーフェイスを傷つけずに、軟組織や硬組織を除去します（写真は Hawe Universal Implant Deplaquer / Kerr）。

● トルクドライバー／ハンドピース

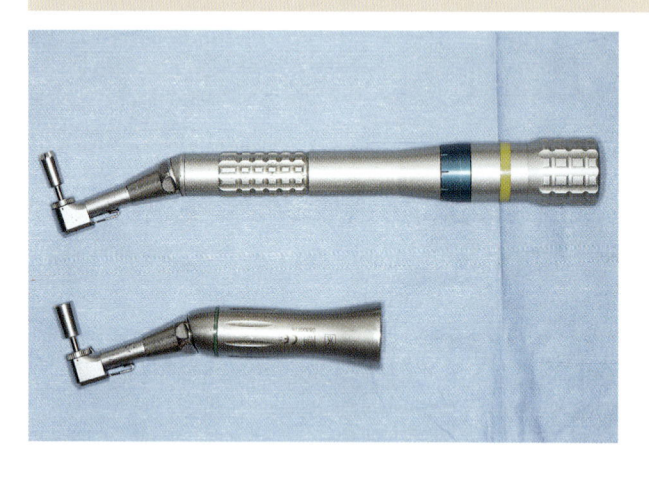

カバースクリューの除去時、ボーンプロファイラーの使用時、アバットメントの装着時に使用します。

● テンポラリーヒーリングアバットメント

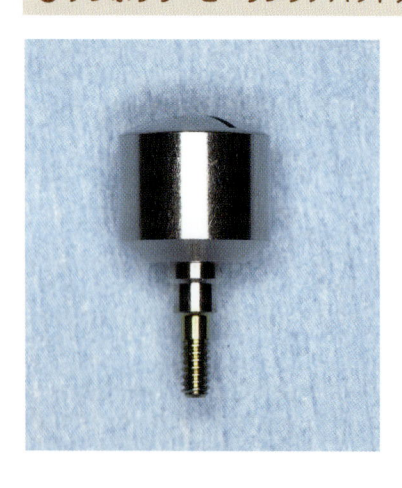

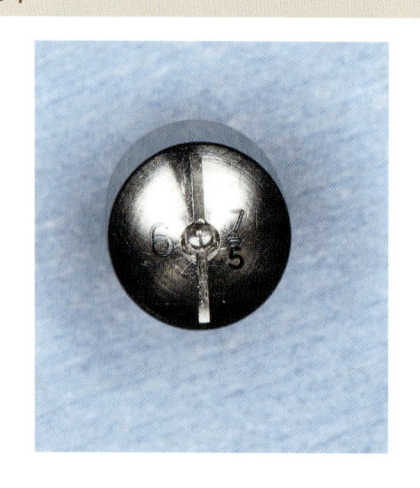

使用するインプラントに合わせて（埋入角度、補綴予定など）選択されます。あらかじめ使用するテンポラリーヒーリングアバットメントのサイズを確認しておき、不足がないようにします。

第2章　手術環境と器材の整備

● キドニーシェイプナイフ

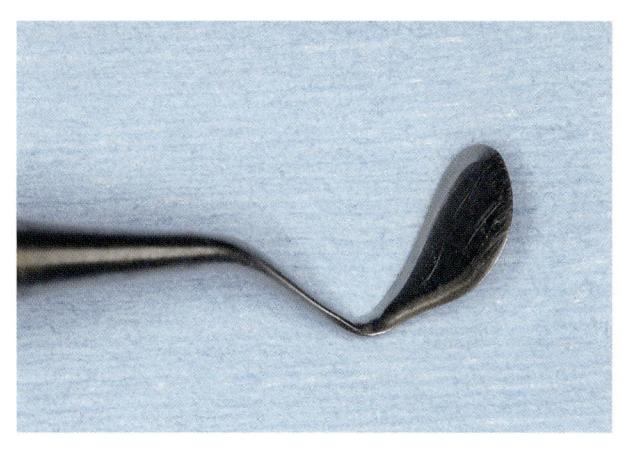

口蓋側から結合組織を採取する際に使用する場合があります。

● Gingiva Graft Packing Instrument

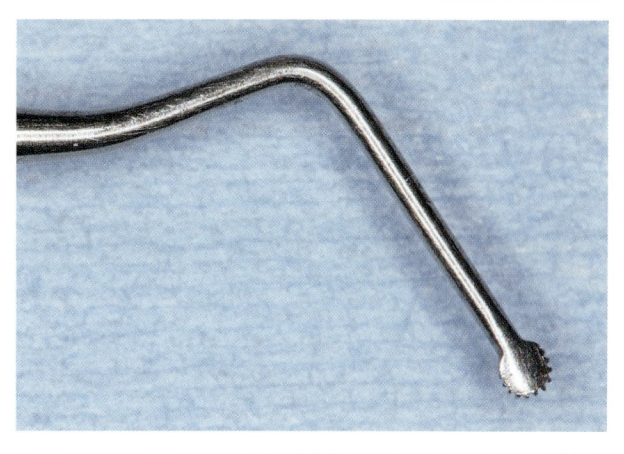

口蓋側から採取された結合組織など移植片を、フラップ内へ挿入する際に使用します。

● 小径のサクションチューブ

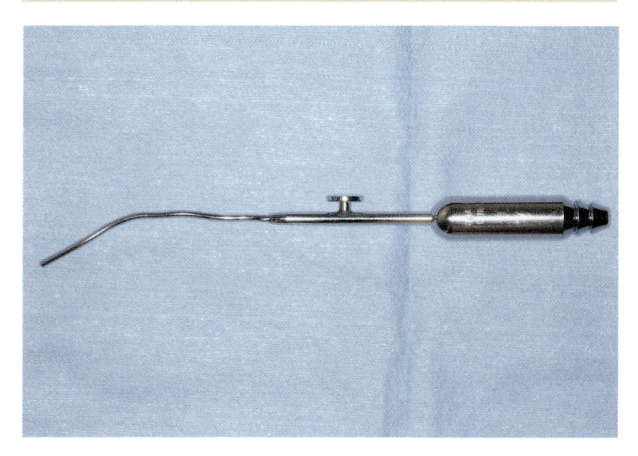

移植片の採取時など、誤吸引が心配な時に使用します。

● サージカルパック

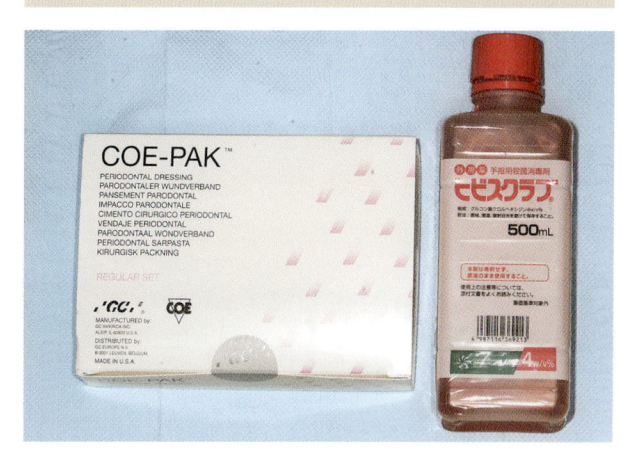

手術部位を保護するために行うパックです。筆者の歯科医院では、非ユージノール系のパックと、分離剤としてヒビスクラブも準備しています。

● CO_2 レーザー

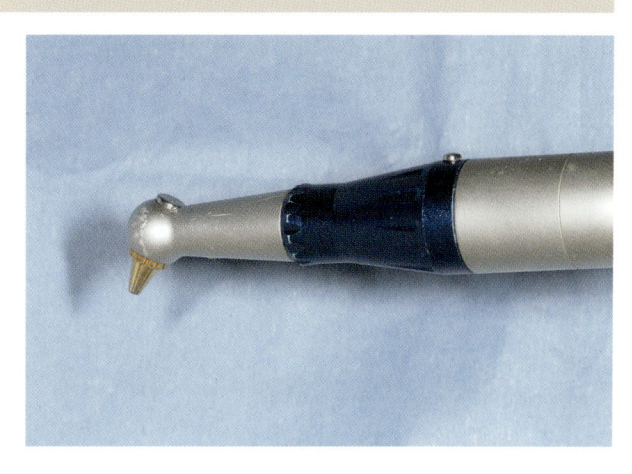

歯肉のパンチアウト時などに使用します（写真はOPE LASER PRO／ヨシダ）。

3

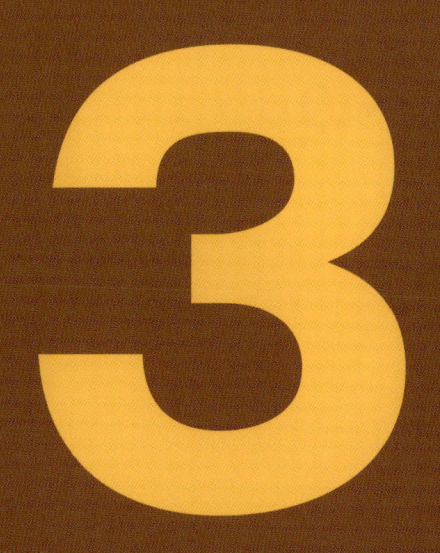

外科アシスタントワークの基本手技

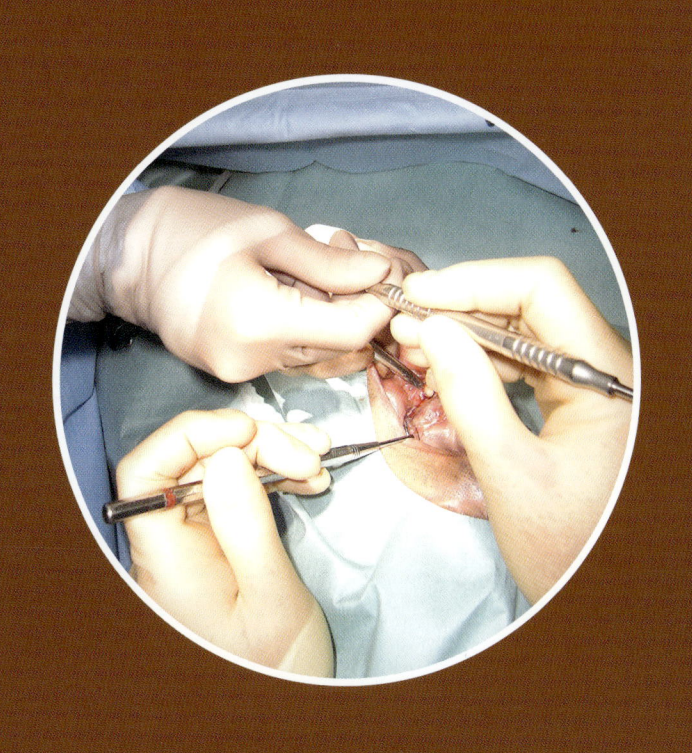

インプラント手術中の患者さんへの配慮事項

　患者さんに十分な説明をし、準備をしたうえで手術当日を迎えますが、外科処置というだけで患者さんは緊張し、恐怖心が強くなることが多いのが現実です。

　それゆえ手術の前準備の段階から帰宅されるまでのあいだ、患者さんを不安にさせないように、精神的・肉体的な負担に十分に配慮していく必要があります。以下に、手術中に常に欠かせない配慮事項をまとめました。

手術中にはどんな配慮が必要となるか？

患者さんへの6つの基本的配慮

　手術中の患者さんは、覆布がなされているため、何か不安なことがあっても肉眼で確認することができず、些細なことでも敏感に感じやすくなっています。

　また、覆布のために歯科医師・アシスタントともに患者さんの表情を見ることができません。

　それゆえ、患者さんには適度に声かけをし、その反応から小さな変化を見逃さないように注意しなくてはなりません。これは、歯科医師が手術により集中できる手術環境づくりにもつながります。

　手術中は少なくとも右の6項目について常に確認・配慮するようにします。

● 手術中に配慮したい6つのポイント

①適度に声をかけ、患者さんの不安を取り除く

②バイタルサインの変化を見逃さない
　・覆布で患者さんの顔が隠れるため、表情は確認できません。ゆえに血圧変動や血中酸素飽和度などバイタルサインは重要な指標となります。
　☞詳細は65ページで解説

③患者さんに不安を抱かせるような行動はしない
　・器具を落とさない
　・大きな音を立てない

④口腔内に変化が生じるときは、必ず声をかける
　・注水時
　・口唇や頬の排除時
　・大きな振動が加わるとき

⑤口角炎を予防する（詳細は66ページで解説）

⑥「がまんしていることはないか」の確認をする
　・疼痛はないか？
　・血圧計や点滴により、腕がだるくなっていないか？
　・お手洗いは大丈夫か？

バイタルサインの変化を見逃さない

　インプラント手術は、血圧と脈拍、血中酸素飽和度の３つのバイタルサインを常に確認しながら行われます。術者がより手術に集中できるよう、歯科衛生士も血圧計、パルスオキシメーターの数値を確認する習慣を持ち、患者さんの体調の変化をすぐに察知できるようにしなければなりません。

　以下は、血圧、脈拍、血中酸素飽和度の基本事項です。血圧、脈拍ともに20％以上の変動（130→160、150→180など）が生じた場合は、すみやかに歯科医師に伝達しましょう。

● 血圧・脈拍・血中酸素飽和度の基本事項

【血圧の基本事項】
- 血圧計を装着して測定する。
- 正常な血圧の範囲（WHO, 1978）は、
  収縮期血圧（いわゆる最高血圧）……140mmHg 以下
  拡張期血圧（いわゆる最低血圧）……90mmHg 以下
- 局所麻酔で使用される浸潤麻酔薬には、エピネフリンという心拍出量を増加させ血管を収縮させる成分が含まれている。よって、浸潤麻酔を行う場合は、血圧の変動を常に確認する必要がある。
- 血圧の測定は常に５分間隔で行う（歯科医師の指示により、測定間隔を狭めることもある）。
- 10〜15分間隔での測定では、変化への対応が遅くなるため、2.5〜5分間隔での測定が好ましいといわれている。

【脈拍の基本事項】
- 血圧計を装着して測定する。
- 脈拍の正常値………60〜100回／分
- 100回以上／分……頻脈（心拍数が増加している状態）
- 60回以下／分……徐脈（心拍数が低下し、脳に必要な血液を送ることができなくなる状態）

【血中酸素飽和度の基本事項】
- パルスオキシメーター（動脈血酸素飽和度測定装置）を装着して測定する。
- 正常な数値は、97〜100％である。
- 95％未満は低酸素状態であることを示し、酸素吸入器などの対処が必要となる。

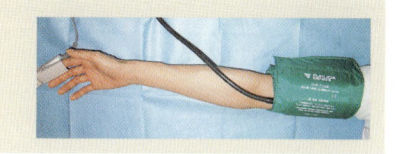

● 血圧計

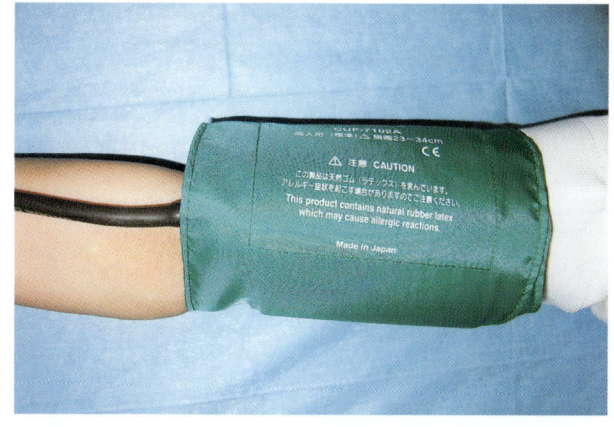

筆者の歯科医院で使用している血圧計です。血圧計のカフは上腕に巻きつけます。通常は５分間隔で測定するため、５分おきに腕を締めつけることをお伝えします。

● パルスオキシメーター

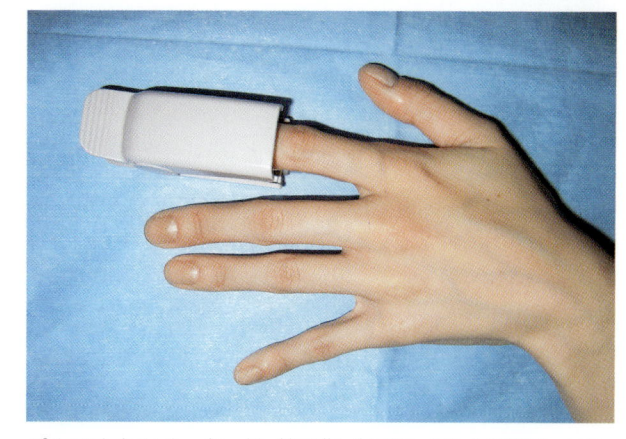

パルスオキシメーターは、第２指（人差し指）に装着します。装着時は、マニキュアは落としてもらいましょう。

口角炎の予防

64 ページの「手術中に配慮したい 6 つのポイント」の⑤に挙げた口角炎の予防は、通常の治療よりも口唇を排除する量が多く、時間が長いインプラント手術ではとても重要なポイントとなります。

口唇を大きく排除する際は、患者さんへ声をかけながら行うようにします。特に冬期は口唇が乾燥していることが多く、口角が切れやすくなっており、一度口角が切れてしまうと、治療期間中の開口障害を助長するので、術前の口腔内の消毒時（85 ページ参照）から、常に気をつけるようにします。

● 口唇の排除量の多いインプラント治療

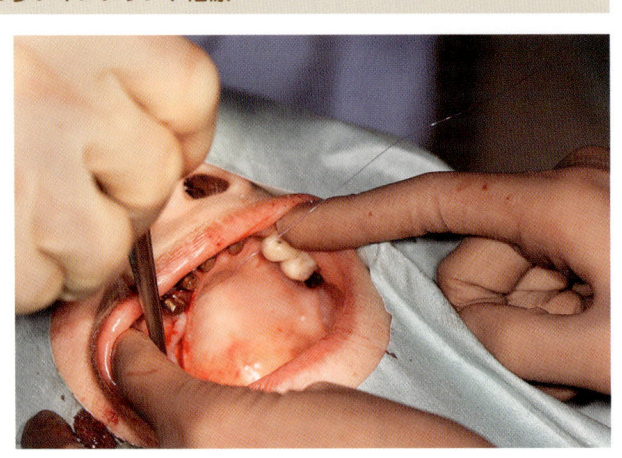

インプラント治療は、他の歯科治療に比べてフラップの剥離・口唇の排除量が多いことが特徴でもあります。それゆえ、口唇の裂開が生じないよう、十分な配慮が必要です。

● 口角炎予防を常に念頭に置いておこう

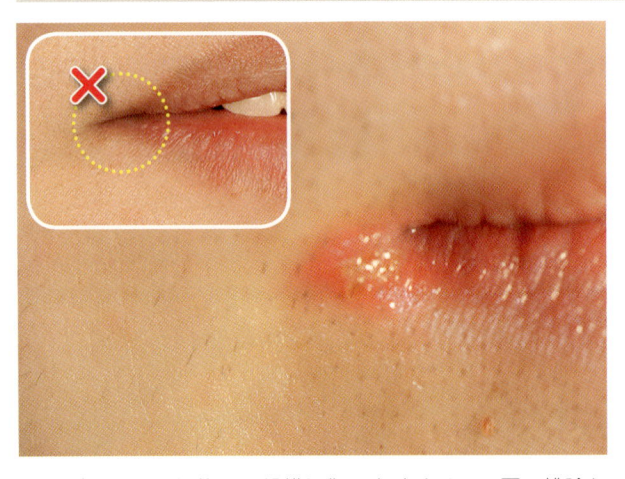

口角が乾燥した状態では組織は傷つきやすく、口唇の排除などで患者さんに不快感を与えることがあります。また口角が切れてしまったり、術後に口角炎が生じてしまう可能性が高まります。

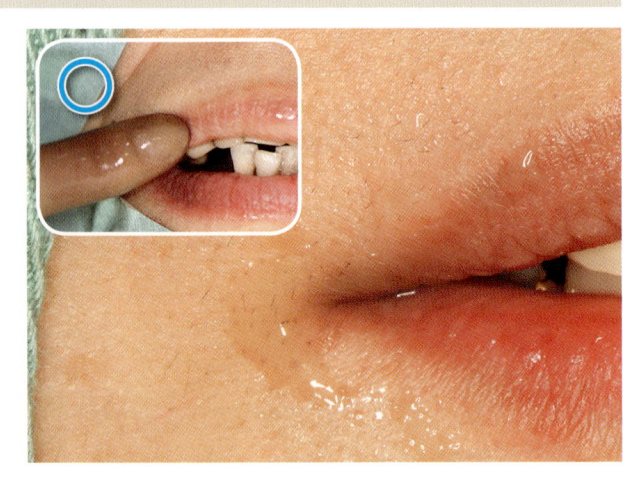

術中の不快感を軽減するため、生理食塩水にて口角を湿らせた状態で排除を行うことで、口角炎を予防することができます。なお、前もって術中に生理食塩水で口角を湿らすことを伝えておきましょう。

外科アシスタントワークの基本手技①
器具の受け渡しかたの基本

　手術を行う際は、メインテーブル上に各ステップで使用する器具を配置して、歯科医師・歯科衛生士が器具を取りやすいようにします（中巻参照）。しかし、術者がメインテーブル上の器具を持ち替えるたびに術野から視野をそらすと、手技が中断し、術野への集中が途切れてしまいます。ゆえに可能な場合では、アシスタントから術者へ、直接器具の受け渡しを行います。
　切開・剥離の段階では迅速かつ確実な器具の受け渡しが重要になります。

器具の受け渡しのバリエーション

基本は Hand to Hand での受け渡し

　器具の受け渡しを行う際には、歯科医師が受け取った後、持ち替える必要がないように方向を考慮して行います。
　これは、一般診療での診療補助でもいえることであり、日々注意することにより、術中にもスムーズに器具の受け渡しができるようになります。
　手術中はブレードの受け渡しを行う場合がありますが、歯科医師・歯科衛生士ともに手指を損傷しないように注意して受け渡しを行うようにします。

● 誤った器具の受け渡しかたの例

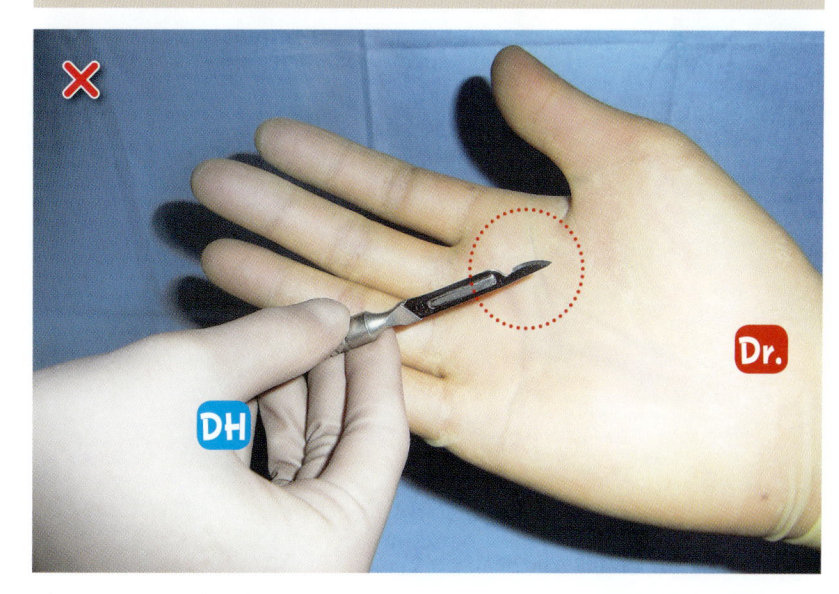

ブレードの刃先が歯科医師の手指へ向いています。この状態で受け渡しを行うと、歯科医師は器具を一度置き、持ち替える必要があります。また、手指を損傷してしまう可能性があります。

● 執筆状把持を行う器具の基本的な受け渡しかた（ブレードでの例）

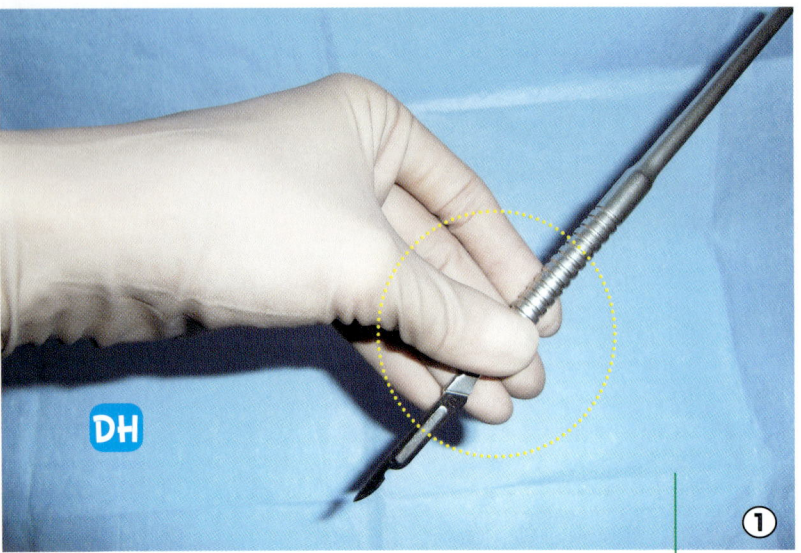

① ブレードを受け渡しする際には、刃先で自分の手を損傷しないようにします。ブレードホルダーの柄をしっかりと把持し、ぶれがないようにします。

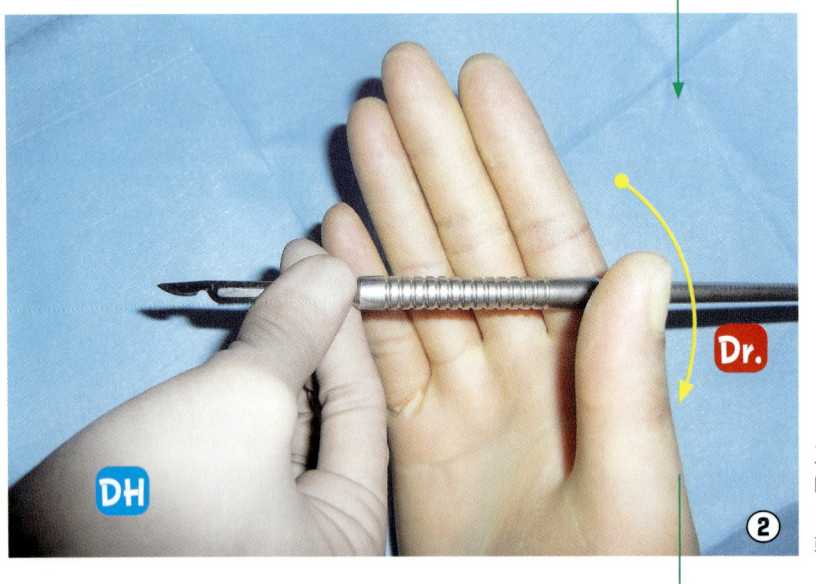

② 刃先を歯科衛生士側に向けた状態で、歯科医師の手に受け渡しします。歯科衛生士はしっかりと器具を把持し、歯科医師の手に軽く押しつけるようにします。

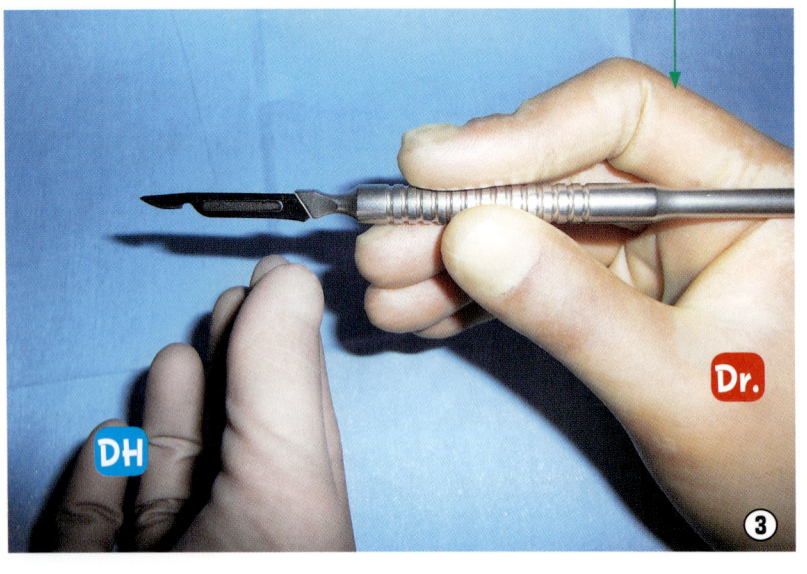

③ 歯科医師がしっかり把持したことを確認してから手を放すようにします。早く手を離してしまうと、歯科医師が把持しにくく、器具が落下してしまう可能性があるため、注意します。

第3章 外科アシスタントワークの基本手技

● 掌握状把持を行う器具の基本的な受け渡しかた（ロンジャーでの例）

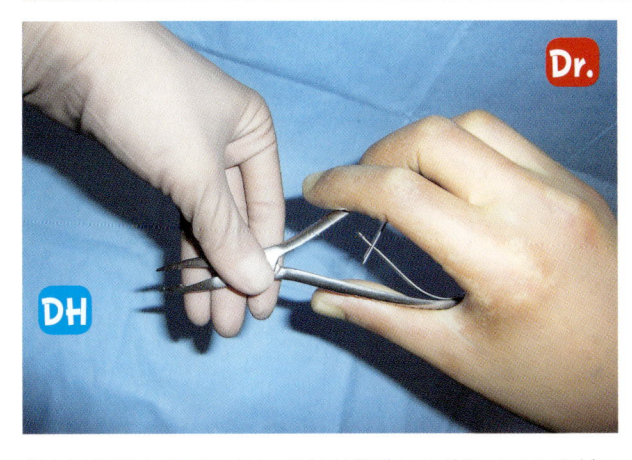

術中に使用する器具には、執筆状把持にて使用するものだけでなく、掌握状把持で使用するものもあります。掌握状把持で使用する器具では、刃先の方向を考慮して受け渡しするようにします。

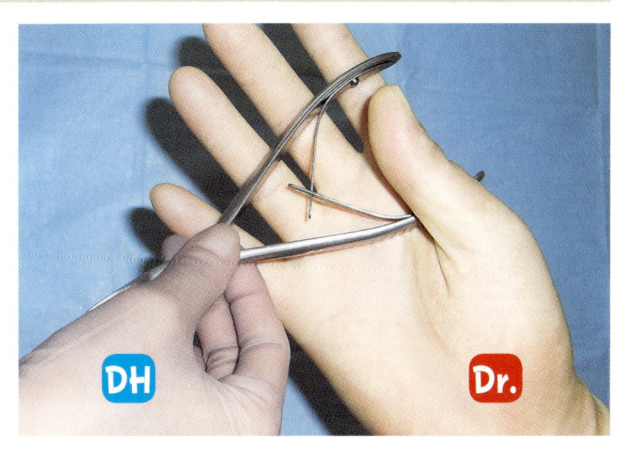

抜歯鉗子の受け渡しと同様に、術部に合わせて刃先の方向を考え受け渡します。

あらかじめ器具を位置づけておき、受け渡すこともある

術中の器具の受け渡しでは、すでに器具を機能させた状態で受け渡すことで、歯科医師が迅速に手術を進めることができます。

たとえば剥離子は、口腔外で受け渡しを行うこともできますが、すでにフラップを剥離した状態で歯科医師に受け渡すことで、歯科医師はスムーズに手術を進めることができます。

● 歯科医師がすぐに手術を継続できるように位置づけた状態での受け渡し

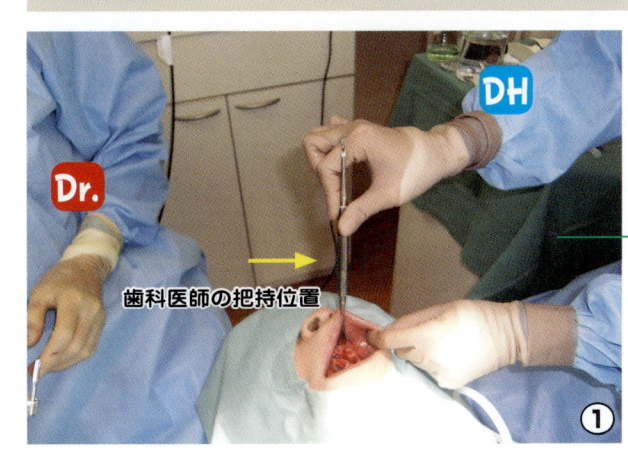

① 歯科医師の作業域が口腔外から口腔内へ移る直前に、歯科衛生士は剥離子にてフラップを排除します。この時歯科衛生士は、後に歯科医師が剥離子を把持しやすいように器具を持ちます。

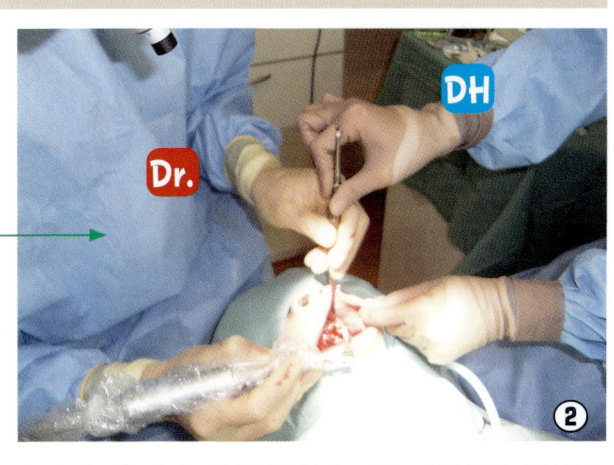

② 歯科医師が口腔内で処置を開始する際に、剥離子を受け渡します。すでにフラップを排除しているので、改めて位置づけする必要はありません。歯科衛生士は、歯科医師が剥離子をしっかり把持するまで手を離さないように注意しましょう。

器具の受け渡しの実際を見てみよう

手術中、歯科医師は術野に集中しますが、器具を探すために術野から視野を逸らすと、その集中が途切れてしまいます。ゆえに器具の確実な受け渡しは、歯科医師の集中をサポートする上でも必要不可欠です。

器具の受け渡し方法は前述したとおりですが、ここでは実際に筆者の歯科医院で行っている器具の受け渡しのようすを紹介します。器具の受け渡しにより、手術の流れが中断しないようにすることがもっとも大切なポイントです。

● 切開から剥離に至る過程での器具の受け渡しの実際

①切開時

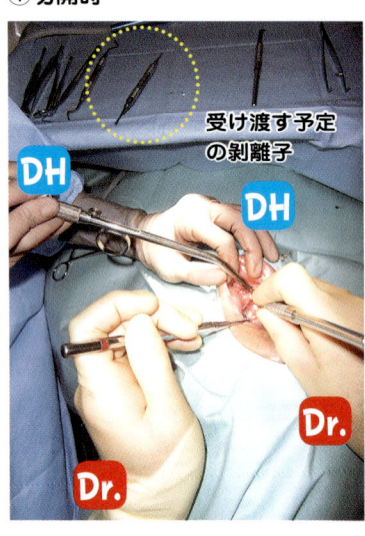

歯科医師は切開を、歯科衛生士は頬の排除と吸引を行っています。切開終了後に、剥離子を受け渡します。

②切開終了時

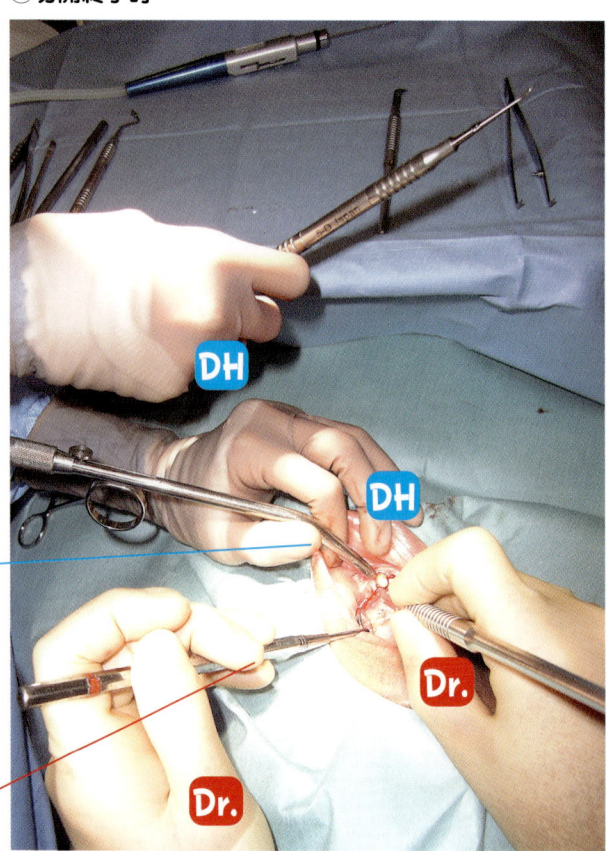

歯科衛生士は、切開が終了するところで、次に使用する剥離子を把持し、受け渡しできるように準備します。あまり早くから準備すると吸引ができないため、切開が終わる直前に行います。

排除している指はそのままにし、歯科医師の視野を阻害することがないようにします。

歯科医師は、切開終了後も排除している左手をそのまま位置づけています。

第3章 外科アシスタントワークの基本手技

③器具（剥離子）の受け渡し

歯科衛生士は、歯科医師が器具（剥離子）をしっかり把持したのを確認後、手を離します。歯科医師が把持していない状態で手を離すと、器具が落下するため注意します。

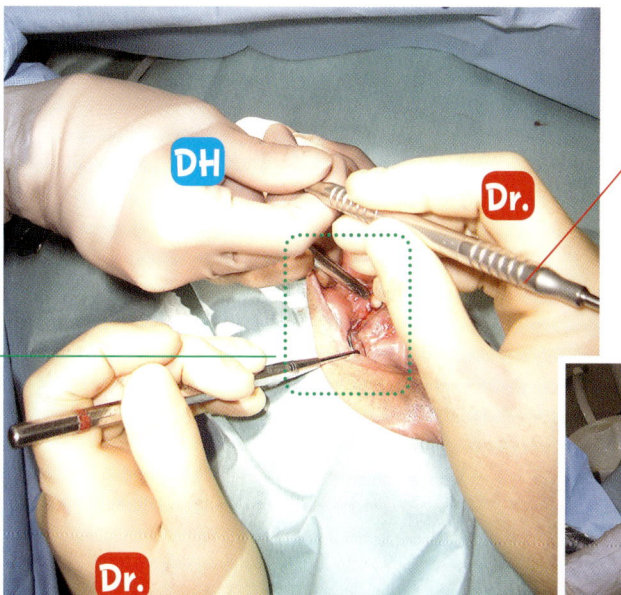

剥離子などは執筆状で把持するので、歯科医師は器具を受け取りやすいように手を少し開いた状態にしています。

歯科医師・歯科衛生士ともに、片手は頬・口唇を排除したままにしておき、スムーズに次の処置に移れるようにします。

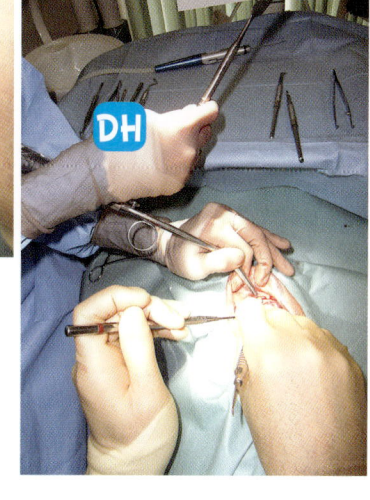

歯科医師が剥離を始めました。歯科医師は2本の剥離子を使用して剥離を進めていくので、2本目の剥離子を準備します。この時も、継続して頬の排除をし、歯科医師の手技を妨げないようにしています。

④剥離のアシスタント

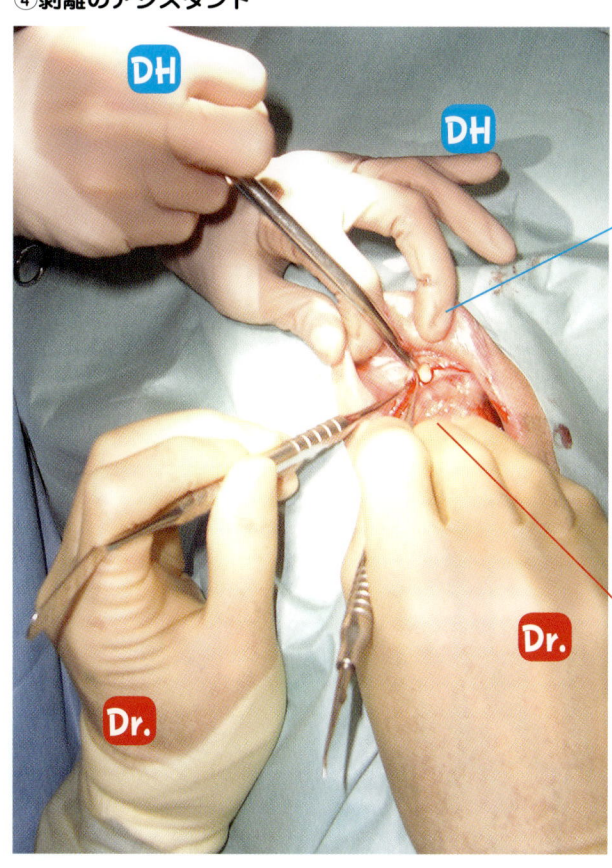

器具の受け渡しが終了したら、次の作業（剥離）へ移ります。歯科衛生士は頬の排除、サクションチューブによる吸引を行います。

歯科医師は受け取った2本の剥離子を使用しています。

外科アシスタントワークの基本手技②
歯科用注射器の取り扱いかた

注射器の取り扱いと受け渡しかた

　骨膜下に浸潤麻酔した場合、注射針は骨面に当たり変形します。その場合は、すぐに新しい治療針に交換しましょう.

　注射針を交換する際や針のキャップを着脱する際には、必ず左手で注射器を固定するようにします。片手で行うと、針刺し事故をおこす可能性があります。

● ディスポーザブル注射器の準備しかた

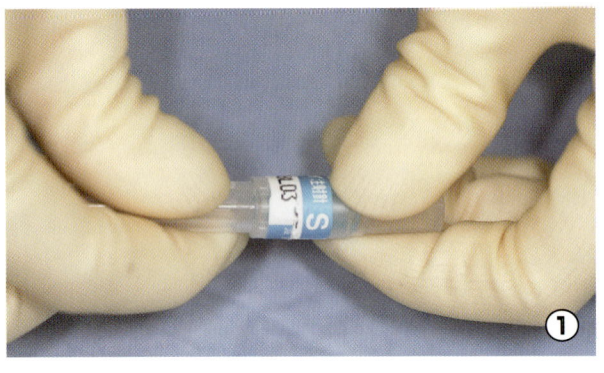

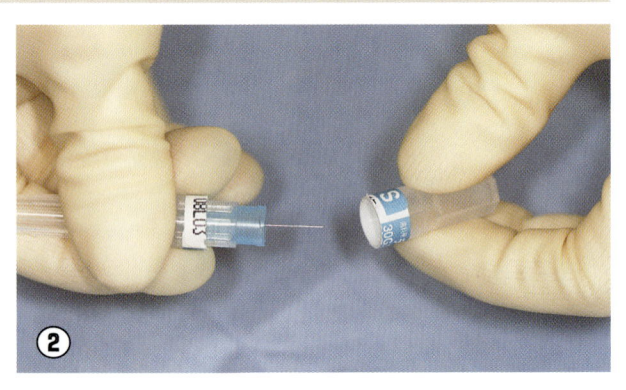

① ②

歯科用ディスポーザブル注射針の接続部のキャップを回して外します。

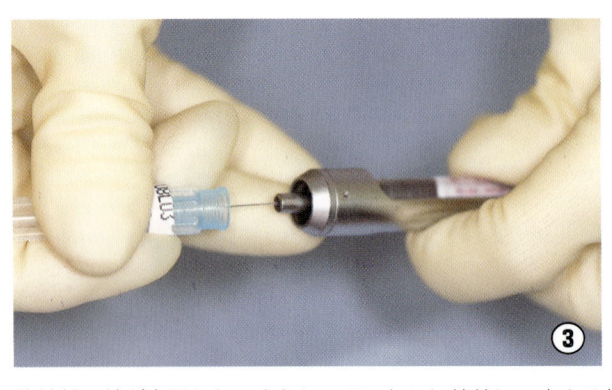

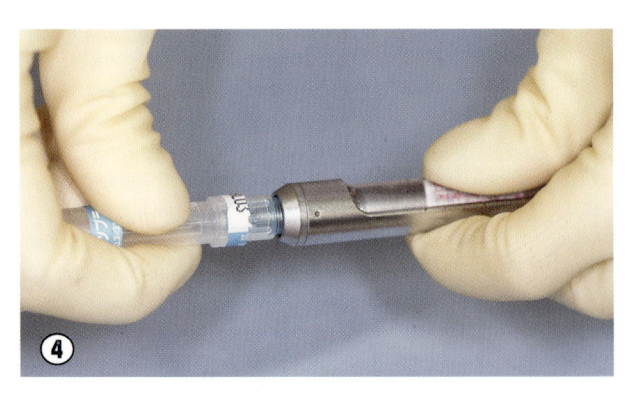

③ ④

接続部の針が変形しないように、ていねいに接続し、止まるところまで回転させます。

第3章 外科アシスタントワークの基本手技

● ディスポーザブル注射器を受け渡す際のアシスタントワーク

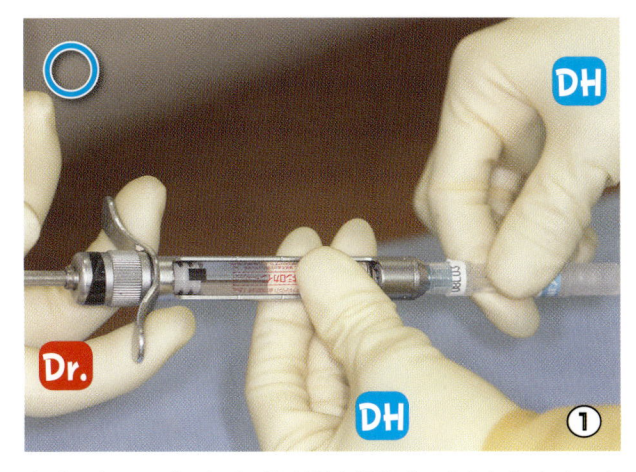

右手でキャップ、左手で注射器を保持するようにします。右の×の写真のように、片手で行ってはいけません。針刺し事故を起こす可能性があります。

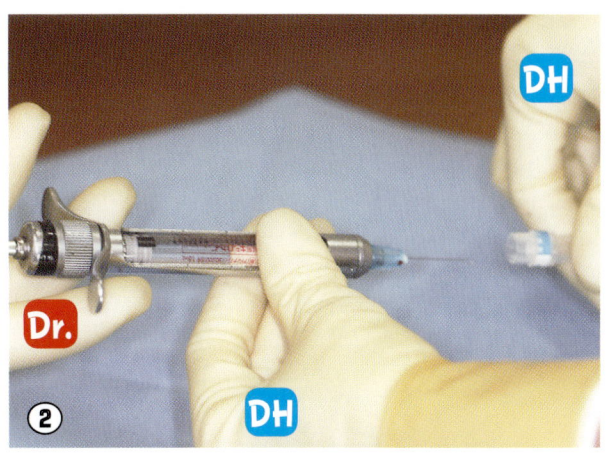

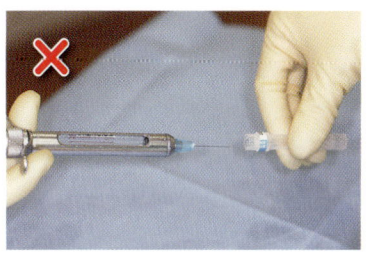

使用後の注射器の受け取り・処理のしかた

注射器を使用した後には、注射針の汚染・針刺し事故を防ぐため、すみやかにキャップを装着します。その際にも、使用済みの注射針にて手指を損傷しないように注意しましょう。

注射針のキャップの装着には大きく分けて、

①歯科医師が自分で行う方法
②歯科衛生士が行う方法

の2つが挙げられます。筆者の歯科医院では、②で行っています。

針刺し事故を完璧に予防するために、安全なキャップ再装着方法を確認しておく必要があります。

● 使用済み注射器の受け取りから処理までのステップ ①

使用した注射器を歯科医師から受け取り、歯科衛生士がキャップを装着する方法です。歯科医師・歯科衛生士間で受け渡しを行う際には、針刺し事故をおこさないよう十分に注意しましょう。歯科衛生士が受け渡し方法を理解することにより、事故の発生を予防できます。

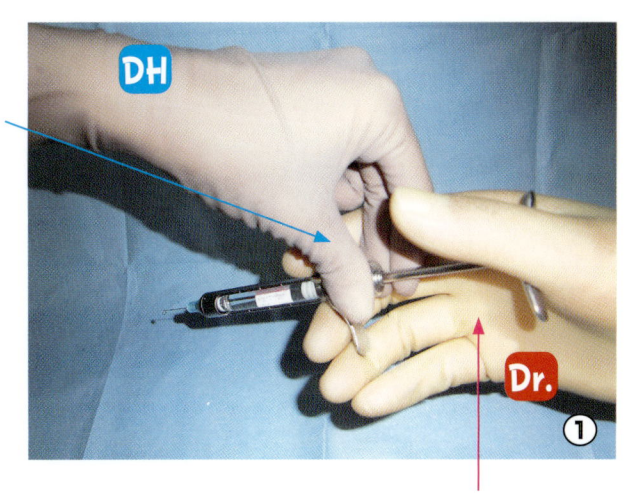

注射筒を受け取る際には、針先ではなく注射筒の中央部周辺をしっかり把持します。この際にも、針刺し事故に注意します。

針刺し事故を防ぐため、歯科医師は針先を歯科衛生士側に向けないように差し出します。歯科衛生士側に針先が向いていると、針刺し事故の原因になるため注意が必要です。

次ページに続く

これでバッチリ！　インプラント治療のアシスタントワーク　上巻

● 使用済み注射器の受け取りから処理までのステップ ②

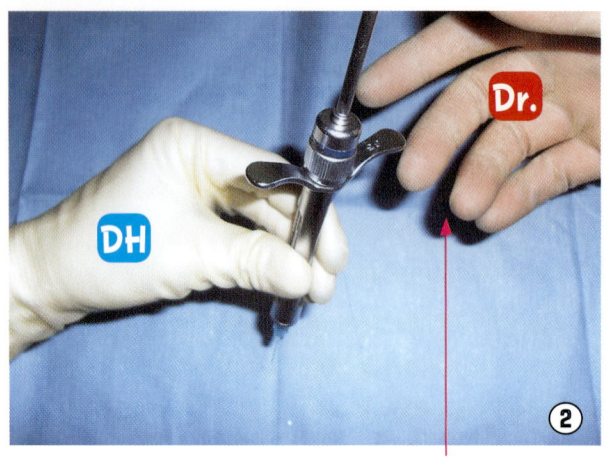

② 歯科医師は、歯科衛生士がしっかり把持したのを確認後、手を離します。

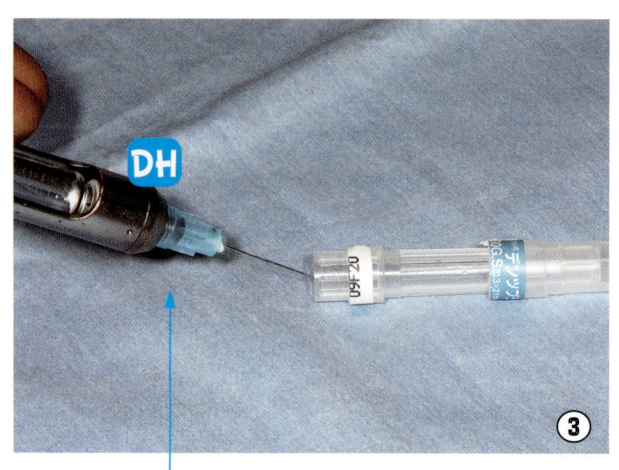

③ キャップを置いたまま、キャップ内に浸麻針を挿入します。

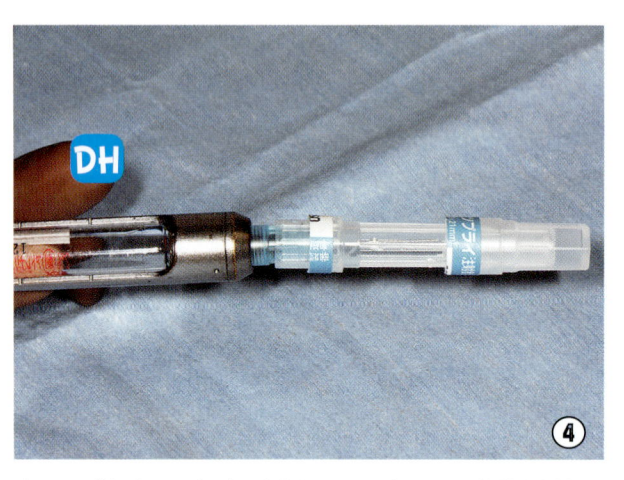

④ キャップをすくい上げるようにして、奥まで浸麻針を挿入します。

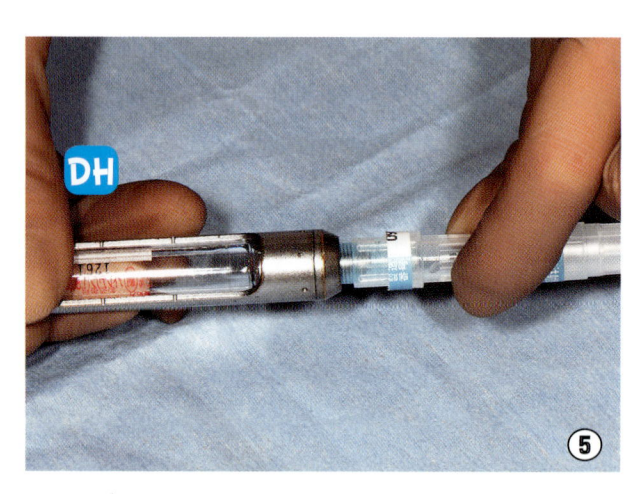

⑤ キャップの奥まで浸麻針が入ったら、両手でキャップをしっかり装着します。ここでしっかり装着していないと、針刺し事故の原因になります。

● 絶対にやってはいけない危険なキャップの再装着法

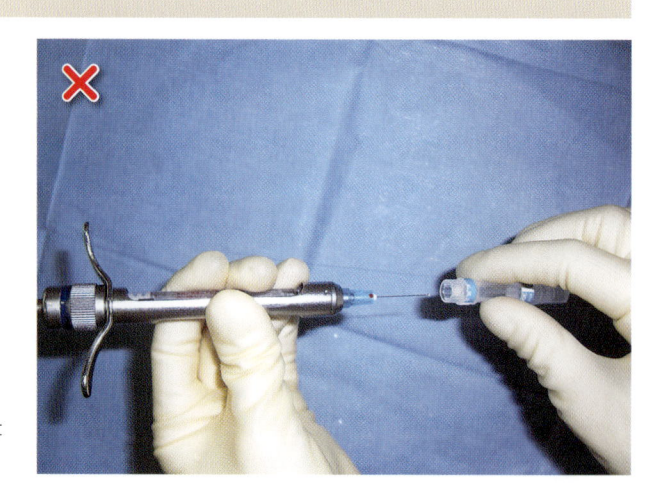

キャップを手に持ちながら浸麻針を挿入するのは、針刺し事故の原因になるので、絶対にしてはいけません。

外科アシスタントワークの基本手技③
視野の確保のしかた

　手術中の視野の確保は、歯科医師が迅速に手術を進めるために重要です。上手に視野を確保できないと、組織を損傷してしまう可能性もあります。

　術中は、歯科医師・歯科衛生士で違う角度から術部を見ているため、視野を確保する際には、歯科医師からどのように見えているのかを意識しながら、口唇・頬を排除する必要があります。

● 術部は歯科医師と歯科衛生士で見えかたが異なる（左上遠心縦切開部の視野）

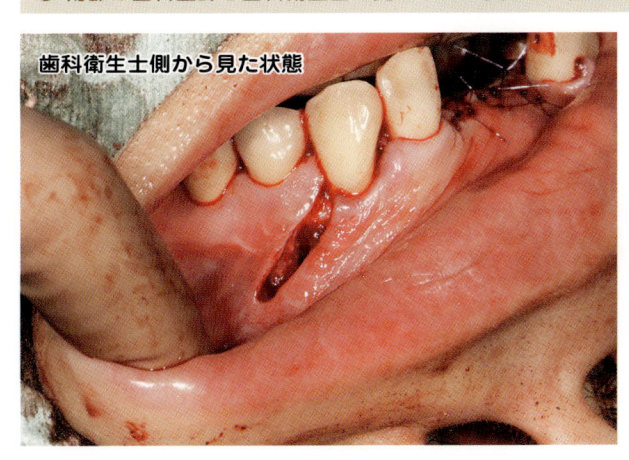

歯科衛生士側から見た状態

歯科衛生士側からは、左上の口唇を排除するだけで、視野は明瞭になります。

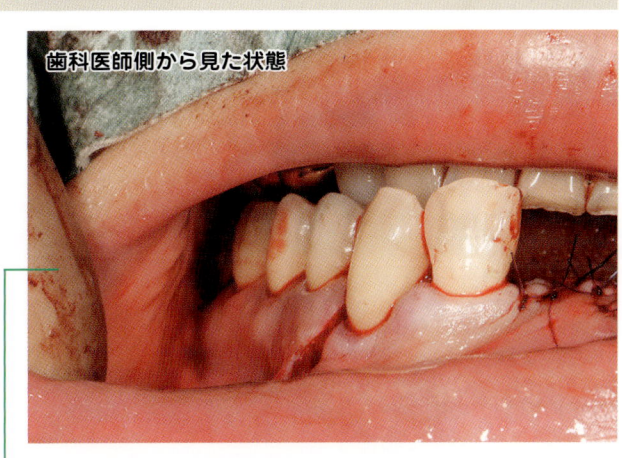

歯科医師側から見た状態

左上の頬側は、歯科医師側から術部を直視しようとすると、近心の口唇により視野が阻害されてしまいます。

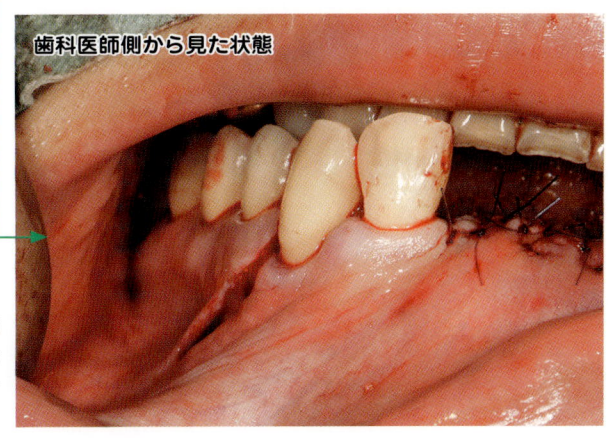

歯科医師側から見た状態

近心の口唇を排除することで、歯科医師側から見た状態でも視野が明瞭になります。このように歯科医師の視野を意識しながら排除する必要があります。

これでバッチリ！　インプラント治療のアシスタントワーク　上巻

外科アシスタントワークの基本手技④
術中の組織の取り扱いかた

　インプラント手術の際は、硬組織・軟組織の取り扱いに注意する必要があります。

　歯科衛生士は、歯科医師のように軟組織の切開・剥離、硬組織の切削などを行うことはありませんが、軟組織・硬組織の取り扱い時にどのようなことを注意する必要があるのか認識し、アシストをする際に歯科医師とともに注意する必要があると思います。

　具体的には、

- 過乾燥
- 硬組織の火傷
- 軟組織の圧迫による挫滅
- 軟組織の過度な牽引よる損傷

以上の4つに注意します。

過乾燥に注意する

　軟組織・硬組織は、乾燥によりダメージを受けます。たとえば、フラップ排除のために、注水のない状態でサクションチューブを長時間骨面上で使用すると、骨組織は乾燥しダメージを受けるでしょう。また、縫合糸で固定されたフラップの断端は注水が届きにくく、骨膜からの血流も遮断されているため、特に乾燥しやすくなっています。

　さらに、手術時は開口している時間が長いため、口唇の内側、頬粘膜が乾燥しやすくなります。乾燥した状態では、組織は傷つきやすいばかりか、不快感も増すため、適宜生理食塩水にて湿潤させるようにします。

【組織の過乾燥を予防する4つのポイント】
・必要最小限でフラップを排除する。
・必要のないときには、フラップを硬組織上に戻しておく。
・過度な吸引を行わない。
・必要に応じて、生理食塩水の注水や生理食塩水を浸したガーゼを術部に置く。

● インプラント手術中は、硬・軟組織ともに乾燥しやすい状態である

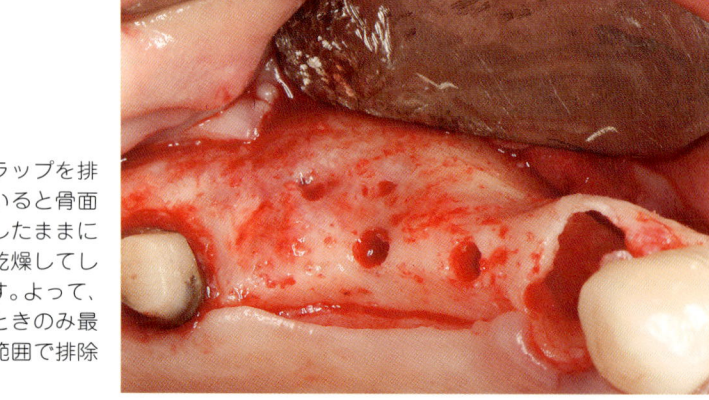

常にフラップを排除していると骨面が露出したままになり、乾燥してしまいます。よって、必要なときのみ最小限の範囲で排除します。

76

● 組織の過乾燥を防ぐための歯科衛生士の配慮例

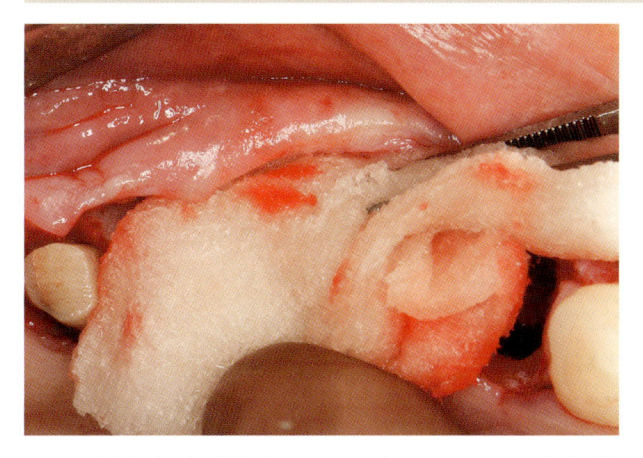

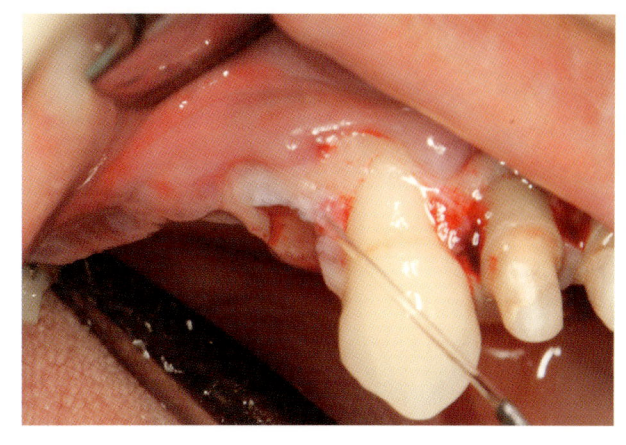

歯科医師が口腔内で作業を行っていないときには、乾燥を防ぐため、フラップを戻しておいたり、生理食塩水を含ませたガーゼを術部に置くようにし、必要に応じて生理食塩水にて湿潤させるようにします。

硬組織の火傷に注意する

骨を切削する際には、十分に注水を行い、骨の火傷を防止します。

骨が1分間にわたり47℃以上になると骨は火傷をし、骨壊死をおこしてしまい、術後不快感を与えることになります。

インプラント埋入窩の形成時はもちろんのこと、硬組織を切削する際には、十分な注水を行います。

● 骨の切削時などは必ず注水を行い火傷を防止する

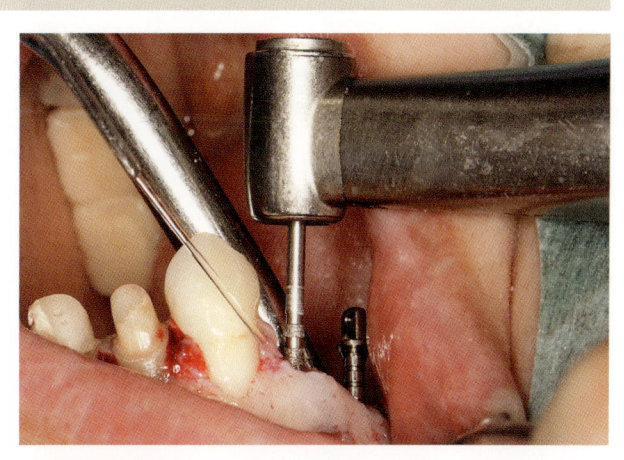

インプラント埋入窩を高速で形成する場合は、注水は必須です。

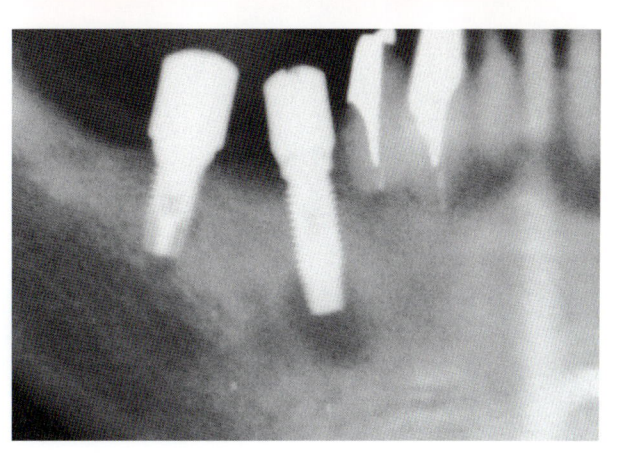

火傷（オーバーヒート）をおこした場合は、術後しばらくしてから、エックス線写真でインプラントの根尖部に透過像が確認できる場合があります。

軟組織の挫滅／裂開に注意する

軟組織は、強く把持したり過度な排除により、挫滅や裂開する可能性があるので、十分に注意する必要があります。

減張切開時のように、歯科衛生士がフォーセップスにてフラップを直接把持する場合は、特に注意しましょう。サクションチューブによる吸引時も注意が必要です。サクションチューブを軟組織に強く押し当てることによる軟組織の損傷も起こりうるため、吸引時はサクションチューブを骨面上に位置づけるなど配慮が必要です。

インプラント埋入窩形成時は、フラップはもちろん、頬粘膜・舌・口唇など軟組織が巻き込まれないように注意・排除する必要があります。しかし、排除のため過度に口唇を引っ張ると、軟組織が裂開する可能性があるため、十分に注意しましょう。

● 軟組織の取り扱い時の歯科衛生士の配慮例

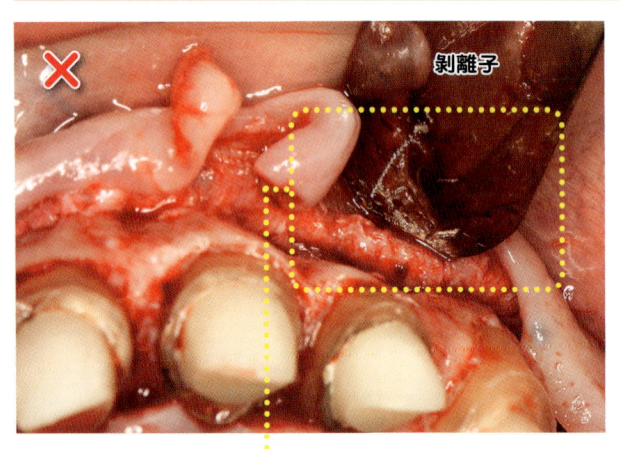

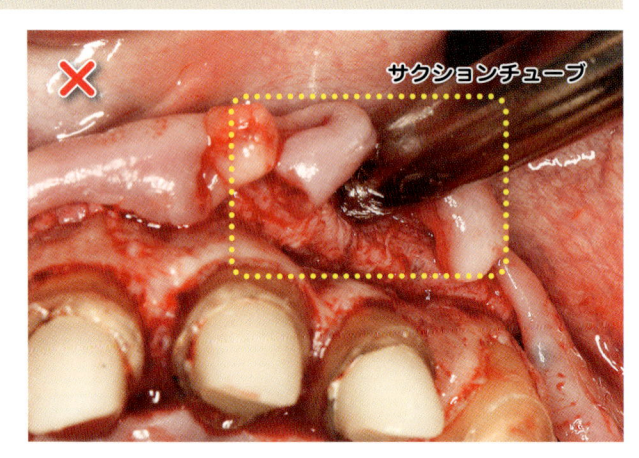

フラップを挫滅・損傷してしまうので、剥離子や外科用サクションチューブを軟組織上に位置づけたり、強く押しつけたりしないように注意します。

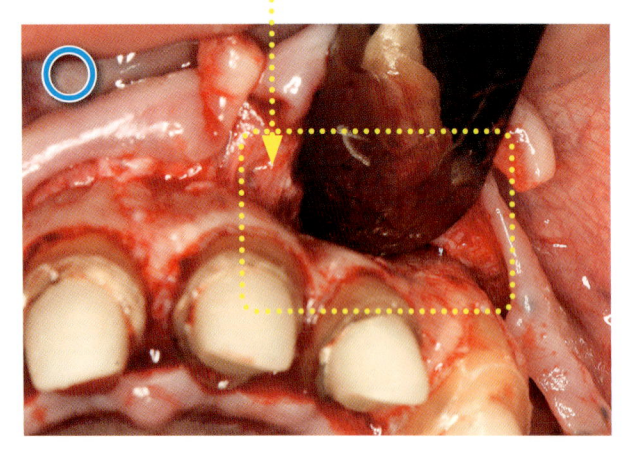

剥離子や外科用サクションチューブは骨面上に位置づけるようにします。

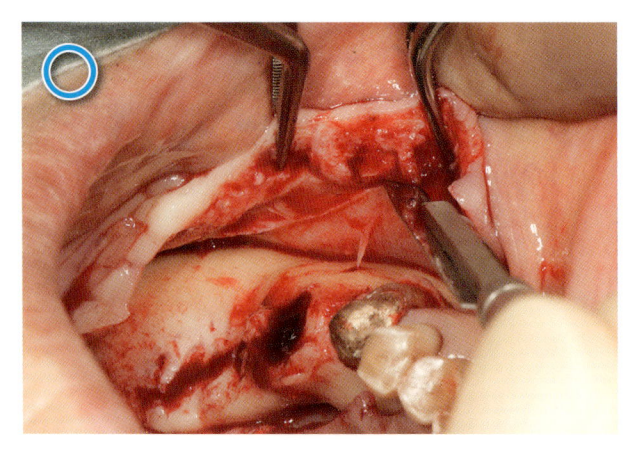

フラップを把持する際には、組織を把持しやすい有鈎型のフォーセップスを使用し、優しく把持します。強く把持することによる挫滅・裂開・損傷が生じないように注意します。また、鈎が大きいと組織を傷つけやすいので、鈎の小さいフォーセップスを使用します。

4

インプラント手術直前の歯科衛生士の役割

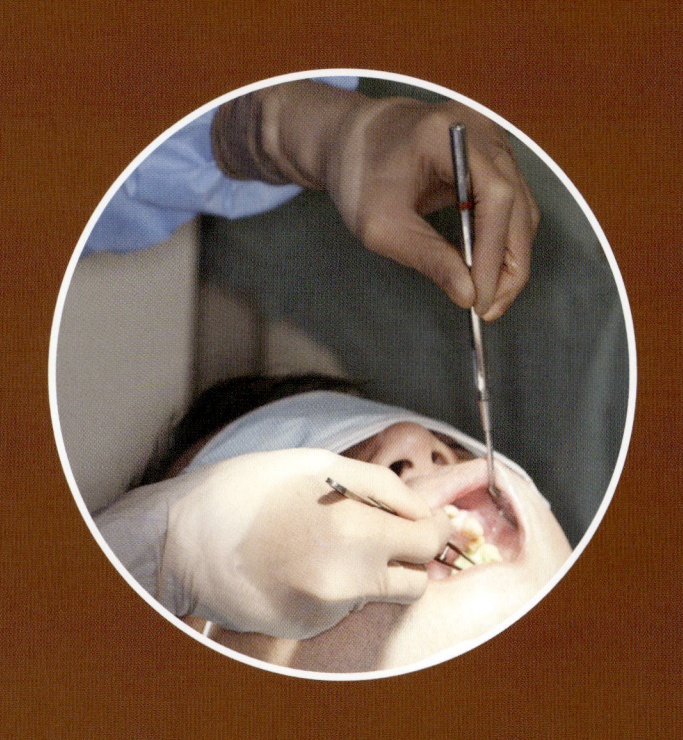

手術当日に行う患者さんへの確認事項と注意事項

手術当日に行う確認事項

　患者さんが来院されたら、まずは今日の体調、血圧の確認を行います。

　これらは単に確認・測定するだけではなく、

・緊張して眠れなかった
・いますごく緊張している

など、患者さんの話をよく聞くようにし、担当医に報告します。

　現在服薬中の薬の有無、薬のアレルギーの有無を再度確認した後、歯科医師の指示に従って投薬を行います。

　また、術直前のエックス線写真、サージカルステント、歯周精密検査、口腔内写真などの採取をし、術直前の状態を記録します。

術中の注意事項の説明

　円滑に安全な手術を行うために、患者さんにも守っていただきたいことを伝えます。

　患者さんによっては、術中いろいろなことを我慢される方もいることから、何か不自由があれば口頭で意思表示してもらうようにお願いします。

　なお、歯科医師と歯科衛生士から適宜声をかけながら手術を進めていくことを伝え、安心していただくことが大切です。

● 患者さんには、清潔域を触らないようお願いする

手術中の患者さんの周囲は、ほぼすべて清潔域となるため、覆布の上に手を上げて清潔域を侵さないようにお願いします。

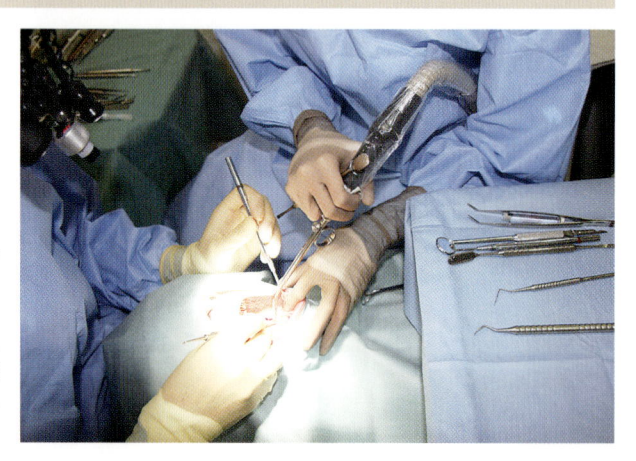

【患者さんに守っていただく約束事】
・清潔域を侵さないようにしていただく。
・覆布の上に手を上げない。
・手術器具を触らない。

【患者さんが手術中に我慢しがちなこと】
・術中の疼痛
・顎の疲労
・お手洗い
・血圧計や点滴による腕の疲労、疼痛
・腰痛、背面痛（体位を固定しているため注意が必要です）

手術当日の口腔内清掃のポイント

　手術当日のプロフェッショナルクリーニングでは、特に術部、術部に隣接している歯の歯肉縁上・縁下にプラークが残らないように注意します。

　術中、万が一プラークが残存しており、ブレードや縫合針にプラークが付着した場合は、直ちに交換する必要があります。

　なお、歯肉縁上・縁下の清掃は当然ですが、舌苔の清掃も忘れずに行います。この際、嘔吐反射の有無と程度も確認します。

　また、術後に仮着する予定のプロビジョナルレストレーションなどは、清掃後、消毒液に浸けておきます。

　当日までに初期治療を終了していますが、術部周囲にう蝕がないか、不適合な充填がないか、咬合の確認なども再度行います。

● 歯肉縁上・縁下のプラークを除去する

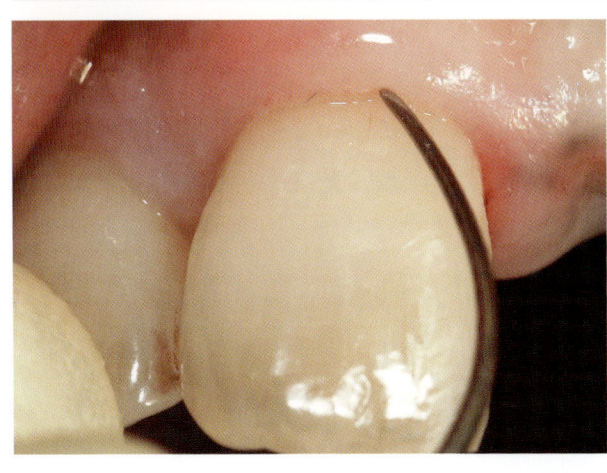

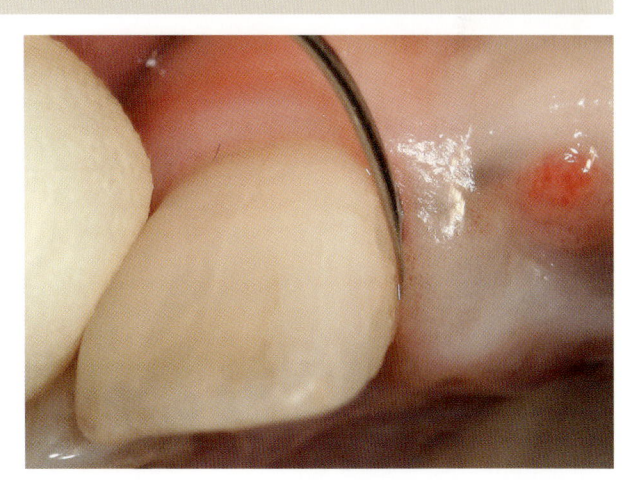

クリーニングの際には、歯肉縁上・縁下のプラークを除去していきます。必要に応じて、超音波スケーラーなども使用します。クリーニング終了後、歯頸部・歯肉縁下にプラークが残っていないか、探針で確認します。歯肉を損傷しないように注意しましょう。

● 手術直前のクリーニングでは舌苔も清掃する

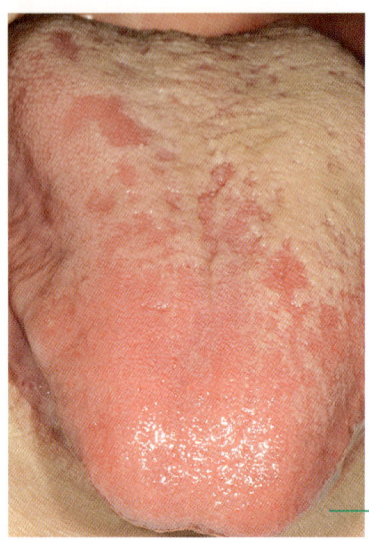

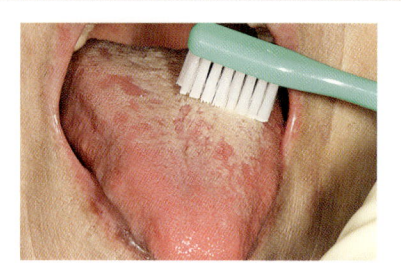

味蕾を傷つけないように軟らかい歯ブラシを使用し除去します。また、嘔吐反射の有無も確認しましょう。

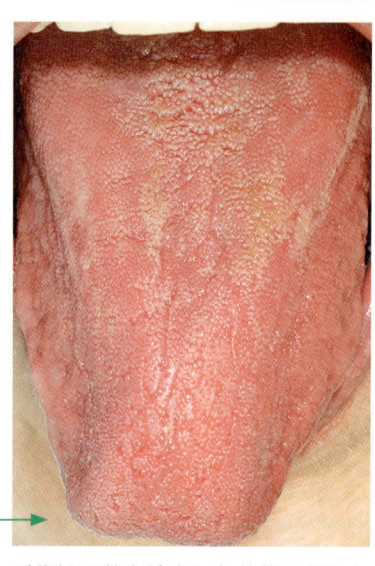

舌苔が付着しています。

手術は舌苔を除去した状態で行われます。

● プロビジョナルレストレーションは撤去して消毒液に浸ける

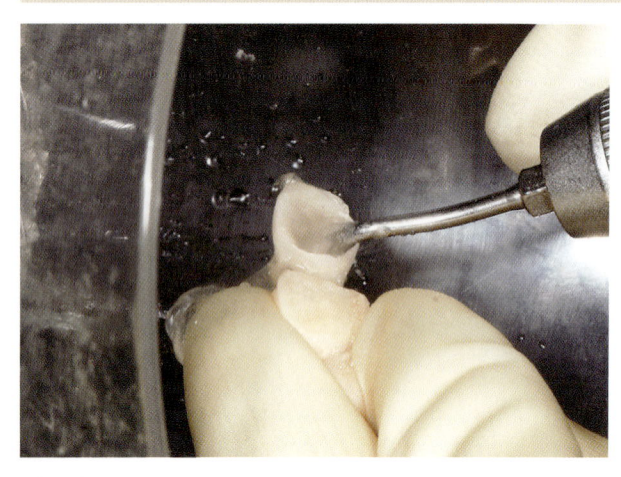

プロビジョナルレストレーション内面のセメントは、完全に除去しておきます。

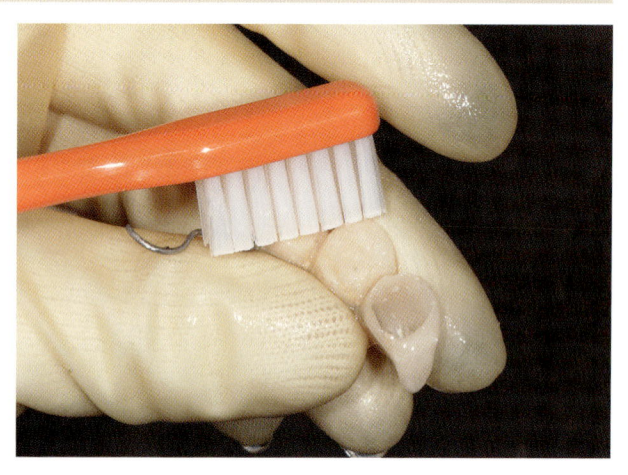

ポンティック基底面など、プラークが沈着している場合には、除去しておきます。

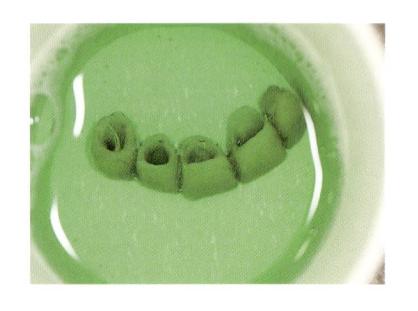

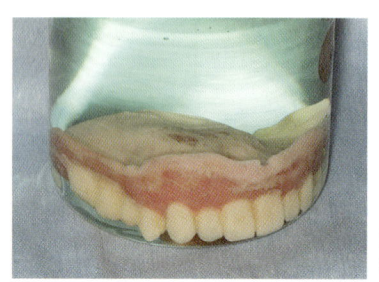

清掃後、プロビジョナルレストレーションなどは消毒液に浸けておきます。

術前の麻酔のアシスタントワーク

術前・術中には浸潤麻酔が行われます。場合によっては、伝達麻酔を行う場合もあります。

浸潤麻酔を行う際は、患者さんへの声かけ・口唇の排除・頭位・術野の照明・バイタルサインのチェックに注意します。

恐怖心が強く、いわゆるデンタルショックの既往がある患者さんの場合は、酸素吸入器・静脈ルート確保の準備をしておきます。

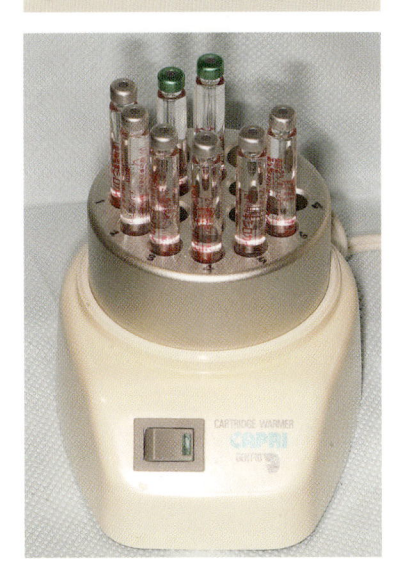

● 表面麻酔時のアシスタントワーク

浸潤麻酔の前に、表面麻酔を行います。表面麻酔は、粘膜上皮に作用させ、麻酔針刺入部の末梢知覚神経を麻痺させる方法です。

①粘膜を乾燥させます

唾液により湿潤した状態だと、十分な効果が得られないため、エアーにて乾燥します。

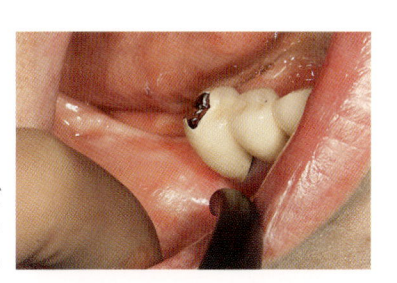

②表面麻酔を塗布します

歯科医師が綿棒で塗布します。

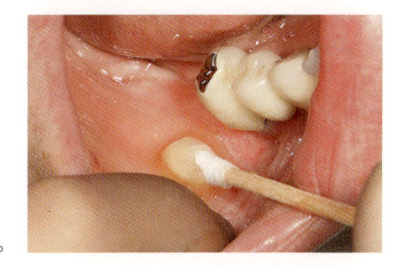

● カートリッジは保温器で温める

③ロールワッテをおき数分待ちます

最低でも2分間待ちます。患者さんに、少しずつ粘膜が痺れてくることをお伝えします。

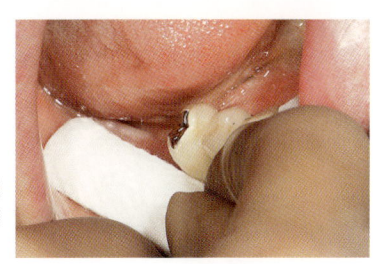

次ページの浸潤麻酔につづく

術前に使用する浸潤麻酔のカートリッジは、体温と温度差があると疼痛をあたえやすいため、保温器で温めたものを使用します。使用したカートリッジの本数は、確認・記録しておきます。

● 浸潤麻酔のステップとアシスタントワーク

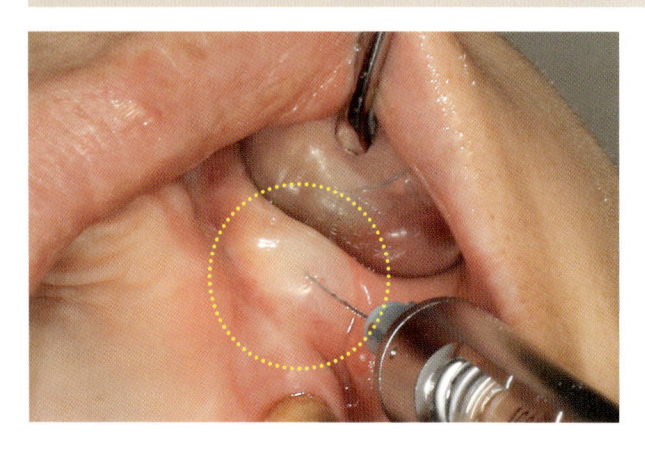

歯科医師は、患者さんへの疼痛をやわらげるように、中枢側から末梢側へかけて、麻酔の奏効に合わせて（粘膜が白くなった部分）、刺入していきます。

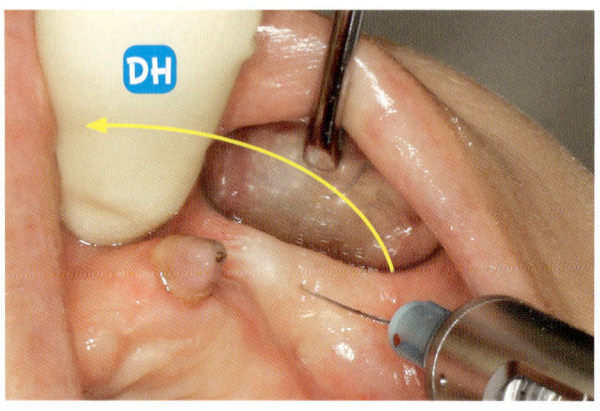

歯科衛生士は、進行方向の近心の口唇を排除し、次の刺入点を明瞭にします。

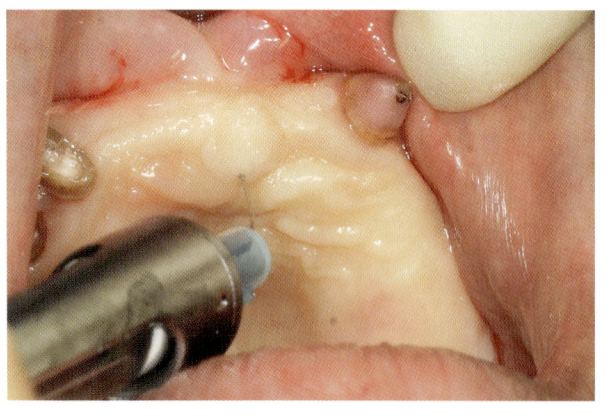

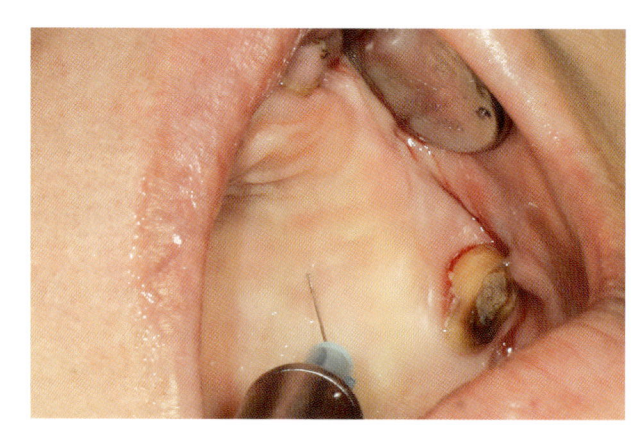

口蓋側は表面麻酔が奏功しないため、刺入時に「少し感じます」と患者さんに声かけをしましょう。

患者さんへ覆布のかけかた

手術中は患者さん自身も不潔域になります。そのため、患者さんの身体を覆布で覆い、不潔域を露出させないようにしなければなりません。

口腔内外の消毒を行った後、滅菌済み覆布を患者さんにかけていきます。不潔域に触らぬよう、歯科医師と協力して行います。

口腔内外の消毒

患者さんに覆布をかける前に、口腔内と口腔外（口のまわり、鼻のまわり、首元）を消毒します。

● 口腔内外の消毒に用いる薬剤

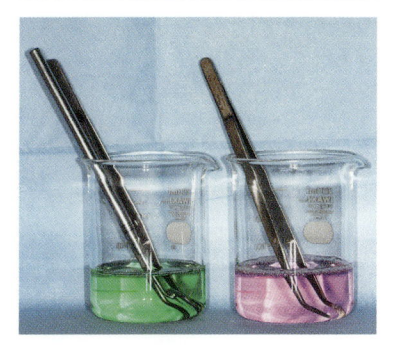

筆者の歯科医院では、主に
　口腔内：ネオステリングリーン
　口腔外：ヒビテン
を消毒薬に使用しています。使用する消毒液の種類に関しては、歯科医師の指示を事前に仰ぎ、前もって準備しておきます。（48ページ参照）

● 口腔内外の消毒部位

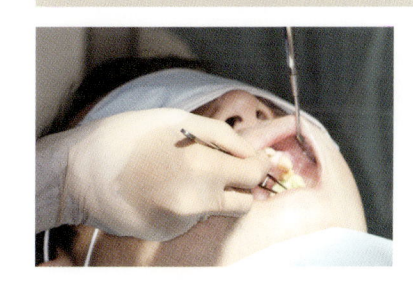

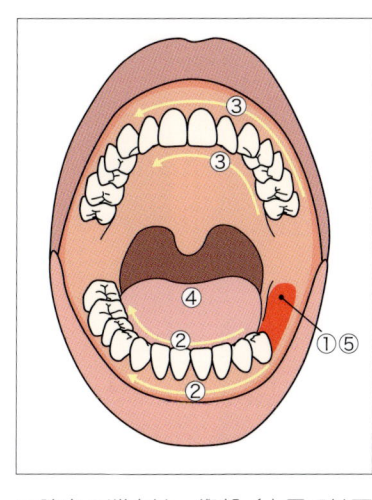

口腔内の消毒は、術部（上図では下顎左側臼歯部）より開始します。2度消毒します。

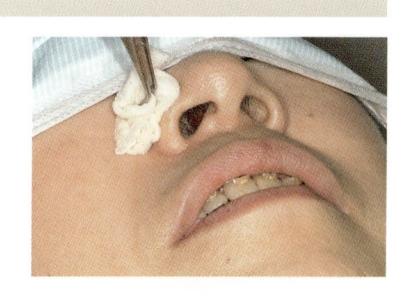

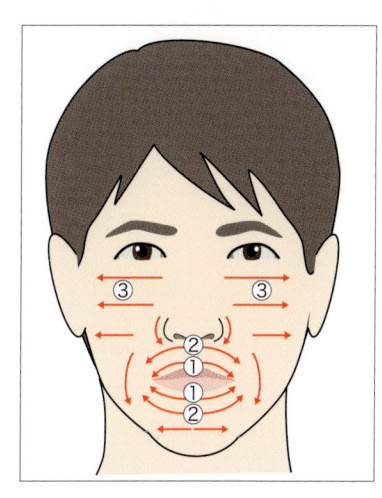

口腔外の消毒は、口唇の周囲より開始し、首の周り・鼻の周囲まで行います。

図は前田芳信（監修），柏井伸子（編）．歯科医院の感染管理 常識非常識．Q&Aで学ぶ勘所と実践のヒント．東京：クインテッセンス出版，2009．より引用．

85

患者さんへ覆布をかける

● 患者さんへの覆布の掛けかたステップ

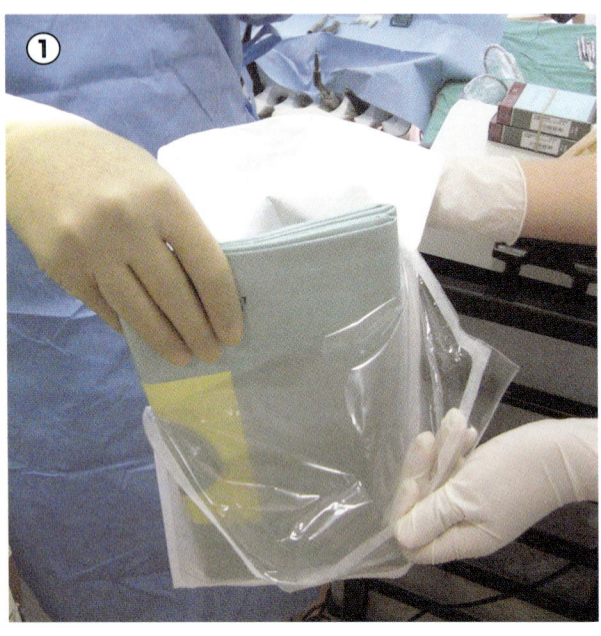

【ステップ1】
不潔域担当者が覆布の袋を開封します。その際、内側と覆布を触らないように注意します。清潔域担当者は覆布を受け取ります。

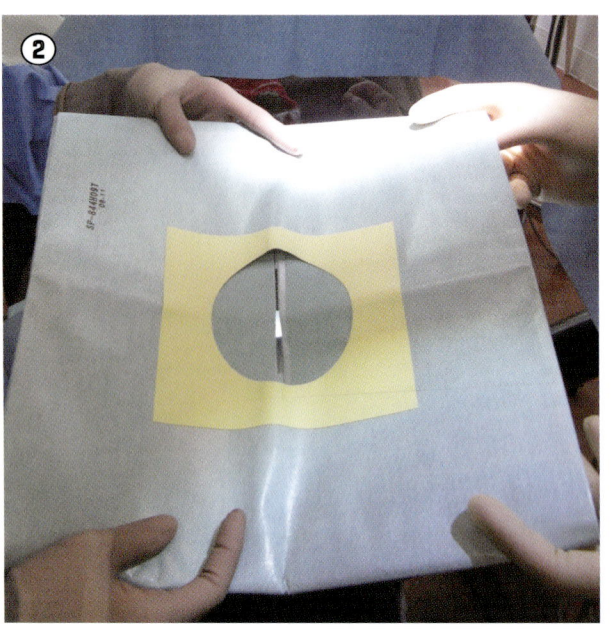

【ステップ2】
歯科医師とともに覆布の四隅を把持します。覆布にたるんでいるところがないようにします。

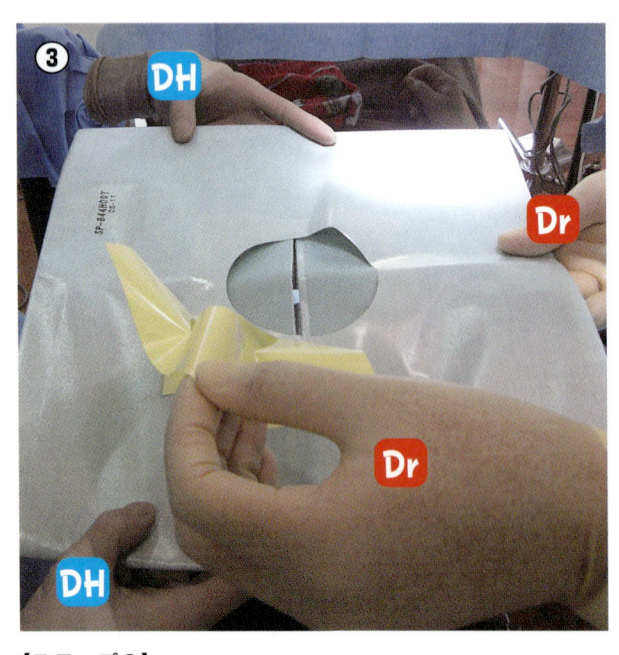

【ステップ3】
テープを外します。このとき、接着部が覆布についてしまわないように、歯科衛生士は両手で覆布を把持します。

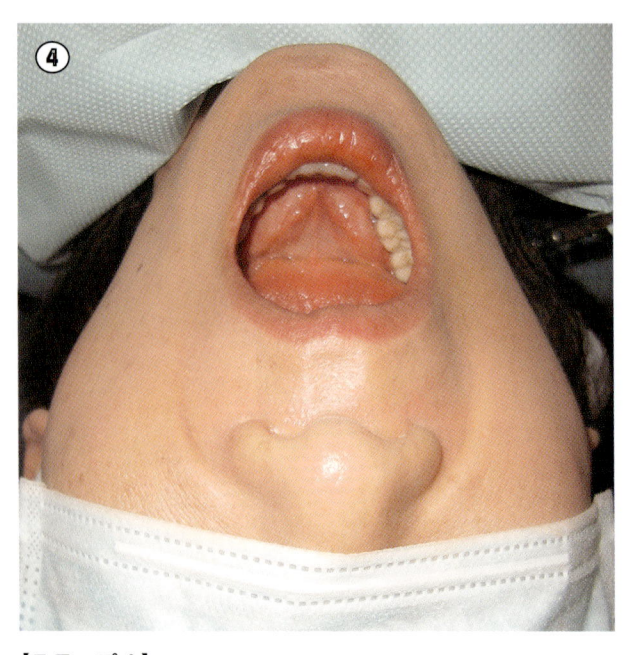

【ステップ4】
患者さんに開口してもらいます。このとき、閉口した状態では術中口唇がつっぱってしまうため、注意が必要です。

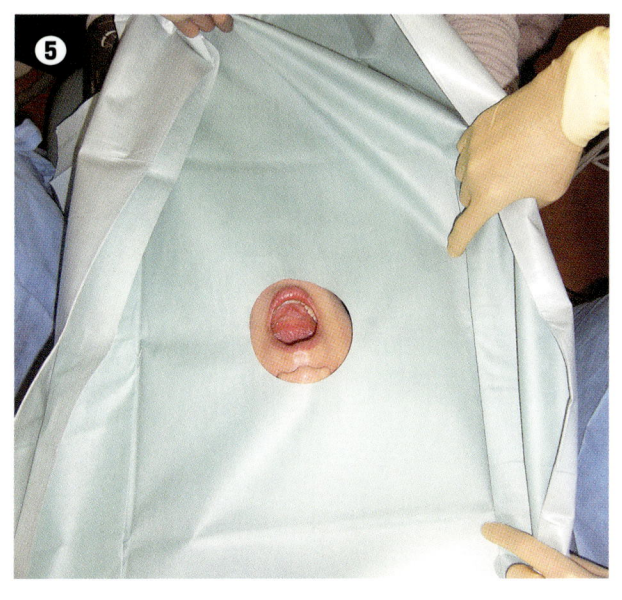

第4章　インプラント手術直前の歯科衛生士の役割

❺

【ステップ5】
消毒した範囲を超えないように、覆布の穴から術部を露出させます。覆布の穴あき部が、鼻よりも上（消毒した範囲以外）にいかないように注意します。テープをきっちり密着させ、隙間がないようにします。隙間があると、術中に剥がれてしまい、清潔域が汚染されたり、水が首元にたれてしまうことがあります。

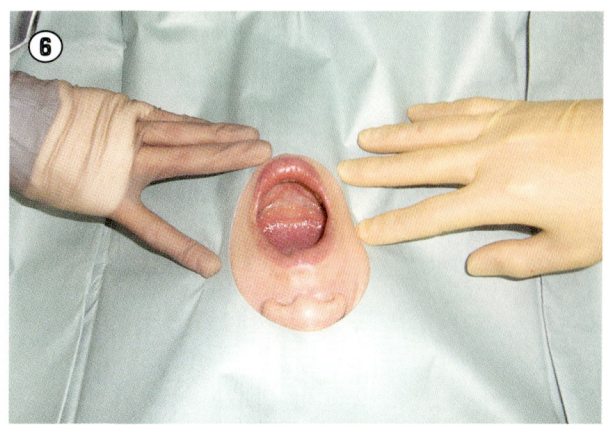

❻

【ステップ6】
隙間ができないように、テープを密着させます。

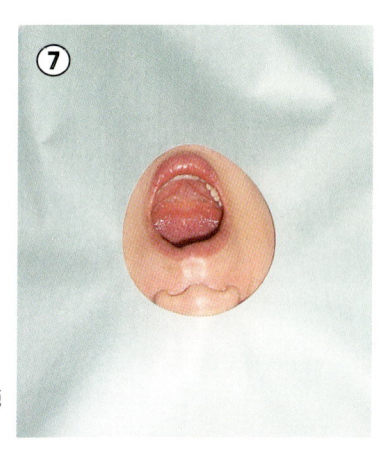

❼

【ステップ7】
口の周りにテープを密着させ、消毒した範囲を超えることなく術部が露出しました。

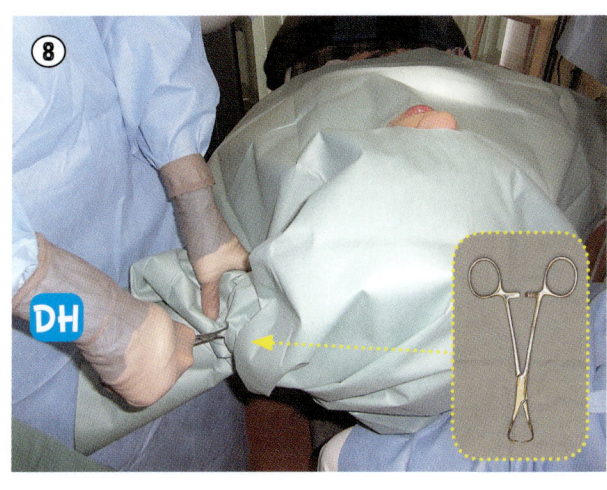

❽

【ステップ8】
消毒した範囲以外を覆布で覆った後、覆布が外れないように、覆布鉗子にてまとめます。歯科医師の動きを遮らないように、歯科衛生士側でまとめるようにします。

【ステップ9】
注水のホースなど落下の可能性があるものは、覆布鉗子を使用して覆布に留めておきます。

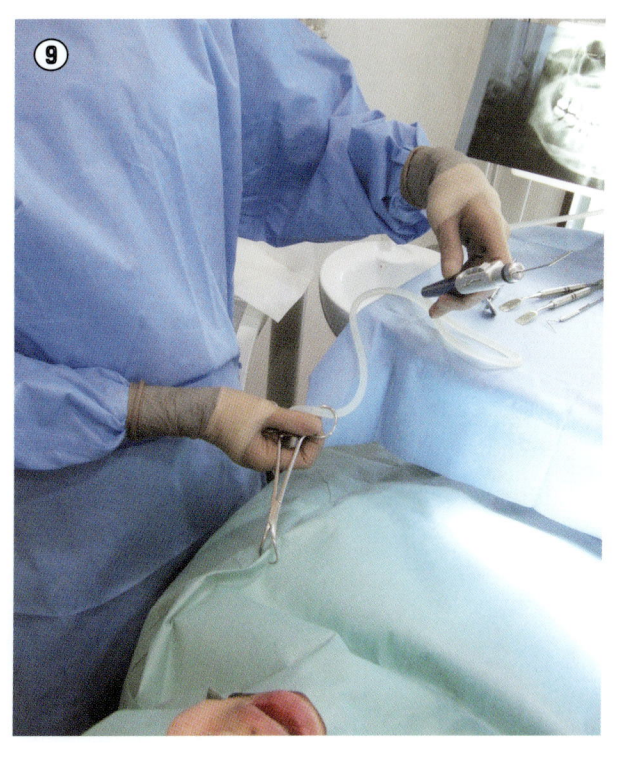

❾

☞中巻　一次手術のアシスタントワーク編につづく

著者紹介

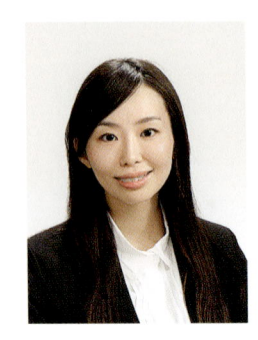

中山かおり（なかやまかおり）
静岡県浜松市
医療法人社団石川歯科　勤務

2001年	浜松歯科衛生士専門学校卒業
2001年	医療法人社団石川歯科勤務、現在に至る。

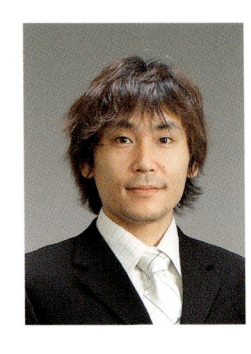

馬場　精（ばばただし）
鹿児島県姶良市
馬場デンタルクリニック　院長

2000年	愛知学院大学歯学部卒業、兵庫県神戸市内歯科医院勤務
2003年	医療法人社団石川歯科勤務
2014年	鹿児島県姶良市にて馬場デンタルクリニック開院、現在に至る。

Osseointegration Study Club of Japan（OJ）正会員

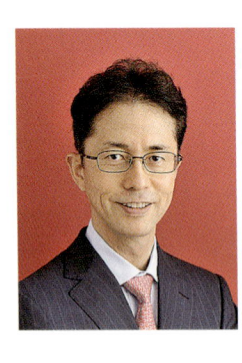

石川知弘（いしかわともひろ）
静岡県浜松市・医療法人社団石川歯科　院長

1988年	広島大学歯学部卒業　口腔外科第一講座
1990年	静岡県浜松市内歯科医院勤務
1996年	静岡県浜松市にて医療法人社団石川歯科開院
2008年	北島　一、福西一浩、船登彰芳、南　昌宏とともに5-D Japanを設立

日本臨床歯周病学会（指導医）／日本歯周病学会／日本口腔インプラント学会／米国歯周病学会（AAP）／ Academy of Osseointegration（AO）／ European Association for Osseointegration(EAO) 所属
5-D Japan ファウンダー／ Osseointegration Study Club of Japan（OJ）相談役／静岡県口腔インプラント研究会会長

QUINTESSENCE PUBLISHING 日本

歯科衛生士臨床のためのQuint Study Club
アシスタントワーク編③

これでバッチリ！
インプラント治療のアシスタントワーク　上巻（じょうかん）

術前準備＆外科基本アシスタントワーク編

2010年10月10日　第1版第1刷発行
2021年8月5日　第1版第2刷発行

著　者	中山かおり／馬場　精／石川知弘
発 行 人	北峯康充
発 行 所	クインテッセンス出版株式会社
	東京都文京区本郷3丁目2番6号　〒113-0033
	クイントハウスビル　電話(03)5842-2270(代表)
	(03)5842-2272(営業部)
	(03)5842-2279(編集部)
	web page address　https://www.quint-j.co.jp
印刷・製本	サン美術印刷株式会社

©2010　クインテッセンス出版株式会社　　禁無断転載・複写
Printed in Japan　　　　落丁本・乱丁本はお取り替えします
ISBN978-4-7812-0160-3　C3047　　定価は表紙に表示してあります

クインテッセンス出版の書籍・雑誌は、歯学書専用通販サイト『歯学書.COM』にてご購入いただけます。

PCからのアクセスは…
歯学書　検索

携帯電話からのアクセスは…
QRコードからモバイルサイトへ